Inhaltsverzeichnis

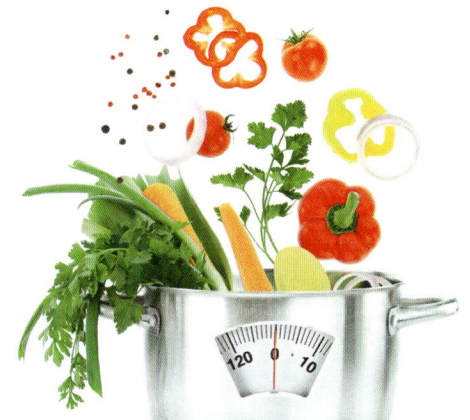

Vorwort

Erfolgreich abnehmen ohne zu hungern und langfristig beim Idealgewicht bleiben – das wünscht sich jeder von uns und ist daher ständig auf der Suche nach dem besten und nachhaltigsten Konzept. Dabei soll es noch schnell und einfach gehen und man springt von der einen Diät in die andere, in der Hoffnung, irgendwann das richtige Konzept für sein persönliches Ziel und den Wunsch nach der Traumfigur zu finden. Aber in den meisten Fällen führt genau das in die gefürchtete Jo-Jo-Falle.

Erfolgreiches Abnehmen stellt viele Abnehmwillige vor einige große Herausforderungen. Oft scheitert es am Durchhalten und der nötigen Geduld, aber auch daran, das dann eventuell erreichte Wunschgewicht dauerhaft zu halten. Und genau das war bisher mit klassischen Diäten und Abnehmprogrammen kaum möglich.

Wir möchten Ihnen dabei helfen, aus den großen Herausforderungen kleine zu machen und mit Freude und Leichtigkeit endlich zu Ihrem gewünschten Ergebnis zu kommen – und das ohne zu hungern und zu leiden. Ja, das gibt es wirklich, und es hat sich schon tausendfach bewährt. Und genau dieses bewährte Konzept möchten wir Ihnen gerne verraten.

Dabei geht es nicht nur um's Abnehmen, sondern auch um dauerhafte Gesundheit, einen gesunden Stoffwechsel und ein unglaublich positives Lebensgefühl.

Viel Spaß beim Lesen und viel Freude an Ihrer neuen Lebensqualität!

ANTI-FETT-REVOLUTION

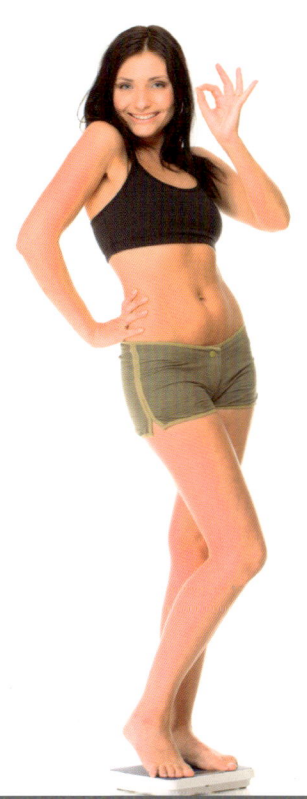

Gesund und sicher abnehmen!

NACHHALTIG

EFFEKTIV

EINFACH

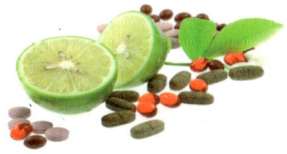

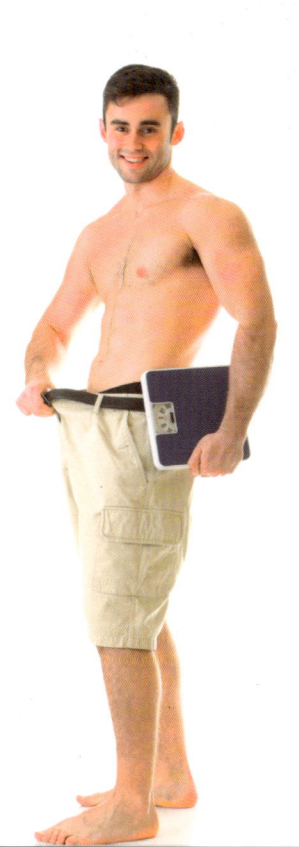

René Hille (Ernährungstherapeut & Fitnesstrainer)

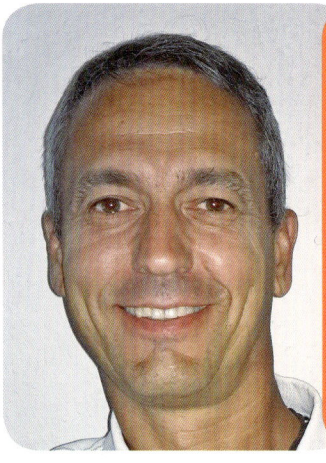

Über den Autor

René Hille ist diplomierter Ernährungstherapeut und Ernährungsberater sowie Lehrer für Fitness, Gesundheit und Sportrehabilitation. Er hat zahlreiche Fachberater- und Trainerausbildungen und sammelte über viele Jahre Erfahrungen auf den Gebieten der Ernährungstherapie und der Sporttherapie. Einer seiner jahrzehntelangen Schwerpunkte als Ernährungstherapeut ist die ganzheitliche Gewichtsreduzierung. Heute sind René Hille und seine Vorträge und Seminare deutschlandweit sowie in der Schweiz und Österreich bekannt. Sein Ziel ist es die Menschen ganzheitlich und präventiv aufzuklären und gleichzeitig bei ihnen die Bereitschaft zu mehr Selbstverantwortung zu wecken. Gerade weil er schon sehr früh erkannt hat, dass viele Informationen zum Thema Ernährung und Gesundheitssystem stark industriell und wirtschaftlich beeinflusst sind und nicht immer der Mensch im Mittelpunkt steht.

Willst Du etwas erreichen, was Du noch nie geschafft hast, musst Du etwas tun, was Du noch nie getan hast!

Einleitung

Laut einer Studie der Organisation für Wirtschaftliche Zusammenarbeit und Entwicklung (OECD) von September 2010 wird Fettleibigkeit (Adipositas) immer mehr zur weltweiten Volkskrankheit. Allein in Deutschland haben fast 50 Prozent der Erwachsenen zu viele Kilos auf den Hüften und jeder fünfte Bundesbürger ist sogar stark adipös. Trauriger Rekord: in Deutschland wohnen die meisten übergewichtigen Menschen Europas. Das bestätigt eine aktuelle Studie von Withings, dem Pionier der »Connected Health« Bewegung, für die 25.000 anonymisierte Datensätze der smarten Gesundheitsprodukte von Withings ausgewertet wurden. Grundlage sind die erhobenen Messdaten der Withings Waage *Smart Body Analyzer* und des *Activity Trackers Pulse* von Nutzern aus zehn europäischen Ländern. In dieser Studie wurde auch der jeweilige Body-Mass-Index (BMI) der Teilnehmer berücksichtigt.

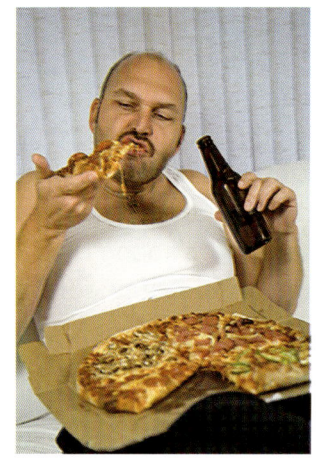

Die DEGS-Studie des Robert-Koch-Instituts (2008–2011) ermittelte sogar noch höhere Zahlen. Demnach sind 67,1 Prozent der Männer und 53 Prozent der Frauen übergewichtig, mit einem BMI über 25 kg/qm. Adipös mit einem BMI von über 30 kg/qm sind 23,3 Prozent der Männer und 23,9 Prozent der Frauen hierzulande (Alter: 18 bis 91 Jahre). Im Gegensatz dazu lag 1998 der Anteil der Männer noch bei rund 19 Prozent und der der Frauen bei 22,5 Prozent. Den größten Adipositas-Anstieg verzeichnet, bei beiden Geschlechtern, die Altersgruppe der 25- bis 34-Jährigen – also die jungen Leute, die mit Computer und vielen Unterhaltungsmedien aufgewachsen sind. (Quelle: www.degs-studie.de)

Entwicklungen bei Kindern und Jugendlichen

In Deutschland haben gemäß der KIGGS-Studie (2003–2009) des Robert-Koch-Instituts 15 Prozent der Kinder und Jugendlichen zwischen drei und 17 Jahren Übergewicht. Es gibt hierzulande 1,9 Millionen übergewichtige Kinder und Jugendliche. Verglichen mit den Referenzwerten der Jahre 1985 bis 1999 liegt ein Anstieg um 50 Prozent vor. Rund sechs Prozent der Kinder und Jugendlichen sind sogar adipös. Das bedeutet, dass rund 800.000 der 1,9 Millionen Mädchen und Jungen krankhaft übergewichtig oder adipös sind. Der Anteil adipöser Kinder und Jugendliche hat sich im Vergleich zu den Referenzwerten von 1985 bis 1999 verdoppelt. Der Anteil der übergewichtigen Kinder steigt mit dem Alter: während neun Prozent der Drei- bis Sechsjährigen zu viel Gewicht haben, sind es bei den Sieben- bis Zehnjährigen bereits 15 Prozent, und bei den 14- bis 17-Jährigen schließlich 17 Prozent. (Quelle: KIGGS Kinder- und Jugend-Gesundheitssurvey: www.kiggs-studie.de)

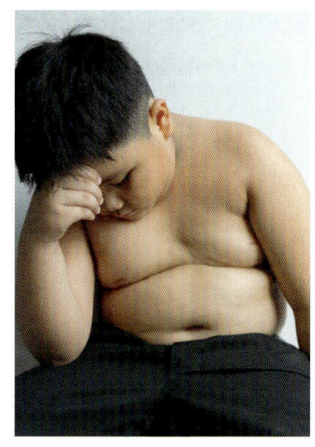

Gerne lästern wir über die ach so dicken Amerikaner – und dabei sind wir Deutschen nicht besser: wir liegen gleichauf mit den USA. »Die Fettleibigkeit ist zu einer weltweiten Epidemie geworden und hat einen kritischen Punkt erreicht«, warnt Vojtech Hainer, Präsident der europäischen Sektion der IASO. Deutschland müsse deshalb mit einer großen Belastung des Gesundheitssystems rechnen. Die durch Übergewicht ausgelösten Erkrankungen verursachen in Deutschland bereits geschätzte jährliche Kosten von bis zu 20 Milliarden Euro.

Abnehmen beginnt im Kopf

Irgendwann, oder bereits auch mehrmals in seinem Leben, hat der oder die Übergewichtige das Verlangen abzunehmen. Zusammen mit dem Begriff »abnehmen« werden häufig die drei Termini »**müssen**«, »**wünschen**« und »**wollen**« verwendet. Diese unterscheiden sich in ihrer Bedeutung jedoch gravierend. Ich **muss** abnehmen bedeutet: ich muss aus einem bestimmten Grund, wie z. B. mein Arzt hat gesagt: »Sie müssen unbedingt abnehmen«, oder der Partner hat diesen Satz verlauten lassen. Hier kommt das Abnehmen nicht aus eigenem Antrieb und man tut es, obwohl man es eigentlich gar nicht möchte; man sieht es als seine Pflicht an es zu tun. Keine zwei Prozent meiner Klienten haben es mit diesem Druck von außen geschafft, und das trotz gutem Abnehmkonzept. Ich **will** abnehmen, bedeutet,

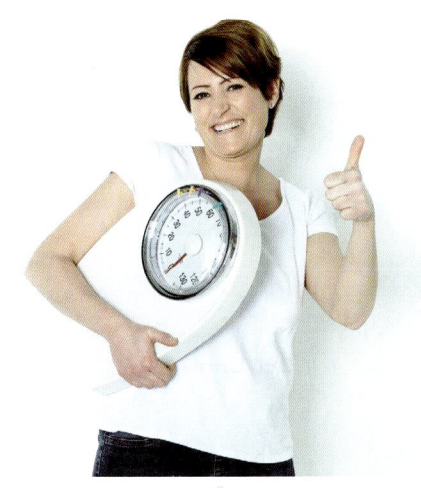

es von sich aus zu tun: »Ich habe mich entschieden und habe ein Ziel, welches ich unbedingt erreichen möchte«. Sonst könnte man ja auch sagen: »Ich **wünsche** mir, abzunehmen«. Warum also diese Einleitung oder auch Wortklauberei? Am Anfang steht der Wunsch, endlich das persönliche Wunschgewicht zu erreichen. Diesen Wunsch versucht man sich möglichst schnell zu erfüllen. Oder ist es nicht eher so, dass man sich diesen Wunsch möglichst schnell *erfüllen lassen will*?
Der Wunsch hat etwas mit einer Sehnsucht zu tun. So kann man für sich oder auch für jemanden anderes etwas wünschen. Im Prinzip erwartet man, dass die Erfüllung des Wunsches ohne eigene Leistung erfolgt.

Wenn Sie also sagen: »Ich **will** abnehmen!«, dann sollten Sie sich auch über die Konsequenz dieses Satzes im Klaren sein. »Ich **will**« bedeutet, dass Sie den Prozess des Abnehmens **selbst** in die Hand nehmen **wollen** und **sich dazu fest entscheiden**.

Möglicherweise haben Sie bereits einmal oder auch mehrmals versucht, Ihr Gewichtsproblem in den Griff zu bekommen. Der Grund, dass es Ihnen nicht gelungen ist, kann darin liegen, dass Sie glaubten, der Therapeut oder die von Ihnen ausprobierte Methode würde Ihren Wunsch erfüllen. Das heißt: Sie hatten zwar **den Wunsch**, Ihr Gewicht zu reduzieren, aber eben **nicht den Willen**. Ich möchte an dieser Stelle kein Urteil über Ihre Willenskraft abgeben. Aber wie der Raucher, der aufhören möchte und es nicht schafft, weil seine Gewohnheiten ihn daran hindern, so sind es die Gewohnheiten, die in den meisten Fällen verhindern, dass man erfolgreich abnimmt.

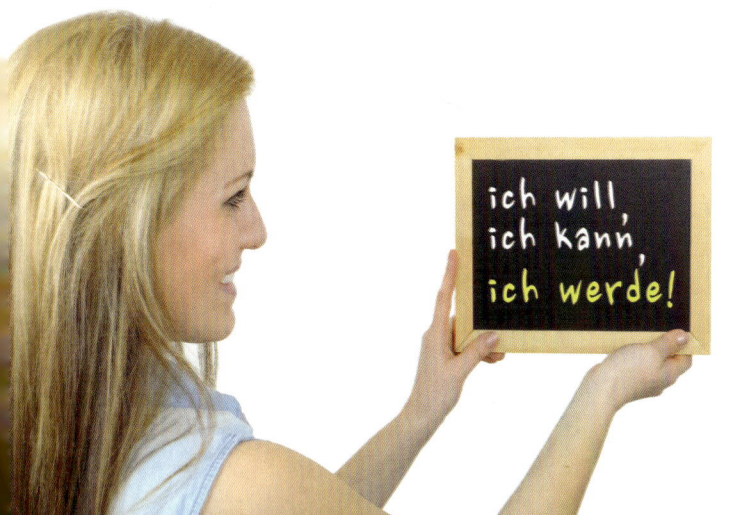

Um Ihre Willenskraft und Motivation zu verstärken und zu festigen, sind Mentaltraining oder Hypnose eine sehr empfehlenswerte Unterstützung. Niemals jedoch können diese Hilfen für sich allein wirken. Für ein gutes Abnehmergebnis ist ein einfaches, gesundes und vor allem im Alltag gut durchführbares Abnehmkonzept am allerwichtigsten.

Der Kopf spielt auch noch eine weitere wichtige Rolle beim Abnehmen. So werden im Gehirn, vor allem im Hypothalamus, der »Steuerzentrale für unseren Stoffwechsel«, durch spezielle Hormondrüsen Hormone gebildet, die einen großen Einfluss auf unseren Stoffwechsel und somit auf unser Gewicht haben. Die Ausschüttung dieser Hormone wird durch unsere Ernährung, unsere Gedanken und Emotionen und durch äußere Einflüsse beeinflusst. In erheblichem Maße hängt erfolgreiches Abnehmen mit dem Appetit und der Fähigkeit zum Maßhalten zusammen, in Verbindung mit einem ganzheitlichen Stoffwechselprogramm. Sowohl der Appetit als auch die Fähigkeiten zur Selbstbeschränkung werden vom Kopf aus gesteuert. In erster Linie macht das unser Unterbewusstsein ohne den Einfluss des Bewusstseins. Auch verschiedene körperliche Vorgänge spielen im Gehirn bei der Appetitsteuerung eine wichtige Rolle.

Es gibt viele gute Abnehmprogramme, mit denen man sehr gut und auf gesunde Weise zum Wunschgewicht gelangen kann. Aber die wenigsten Programme unterstützen auch die Neuprogrammierung des Unterbewusstseins und somit den Appetit und das richtige Sättigungsgefühl. In dieser Broschüre bekommen Sie von mir später noch ein Stoffwechselprogramm vorgestellt, welches ganzheitlich alle Stellschrauben für eine leichte, erfolgreiche und nachhaltige Gewichtsreduzierung in die richtige Position bringt.

Ernährung und Psyche bilden ein untrennbares Doppel:
Emotional labile, unsichere, gestresste und ängstliche Menschen haben es besonders schwer, schlank zu werden und zu bleiben.

Ursachen von Übergewicht

Wie entstehen Übergewicht und krankhafte Fettleibigkeit? Ernährungsexperten glauben zwar, die Antwort zu kennen, jedoch wurde die Frage bis heute noch nicht wissenschaftlich exakt untersucht. Nach der gängigen Meinung liegen die Ursachen dafür in einer überhöhten Kalorienzufuhr und in Bewegungsmangel. Ihr entgegen steht die Hypothese, dass bestimmte Nahrungsmittel, vor allem leicht verdauliche **Kohlenhydrate**, ein **erheblicher Vitalstoffmangel** und **Zusatzstoffe** in unserer Nahrung hormonelle Regelkreise aus dem Gleichgewicht bringen. Insbesondere soll eine Un-

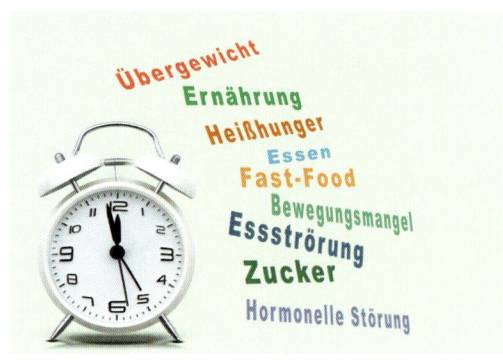

empfindlichkeit von Zellen gegenüber Insulin dazu führen, dass diese Fett anhäufen. Übergewicht und Fettleibigkeit sind unleugbar die Folge einer schlechten Lebensweise, und hier spielen viele Faktoren in ihrer Gesamtheit eine Rolle.

Die Hauptursachen für Übergewicht sind:

• Fehlernährung
• Bewegungsmangel
• Stress
• Medikamente

Ursache Nummer 1: Fehlernährung

In Deutschland haben wir eine Überernährung, damit einhergehend aber auch eine Fehlernährung. Überernährung bedeutet: Wir essen kalorisch viel zu viel und haben damit eine positive Energiebilanz, die schon mal zu einer Erhöhung des Körpergewichts führen kann. Fehlernährung bedeutet, dass wir trotz zu hoher Nahrungszufuhr einen Mangel an wichtigen Nährstoffen und vor allem an Vitalstoffen haben. Nährstoffe sind eine sehr entscheidende Voraussetzung für einen optimalen Stoffwechsel. In der modernen Industrienahrung liegen sie jedoch kaum noch – und dadurch für uns in unzureichendem Maße – vor. Hinzu kommt in der heutigen Nahrung oft noch ein ungünstiges Verhältnis aller Nährstoffe zueinander, was unseren körperlichen Bedürfnissen in keinster Weise entspricht. Die lebensmittelverarbeitende Industrie gibt pro Jahr Milliarden für Werbung aus, um die Menschen zu manipulieren und diese zum Kauf ihrer Produkte zu verführen. Den industriell verarbeiteten Nahrungsmitteln fehlen allerdings die für den Körper essentiellen Vitalstoffe, da sie im Wesentlichen nur aus Zucker, gehärteten Fetten, Weißmehl, Stärke und künstlichen Zusatzstoffen bestehen.

»Es ist nicht die Butter, sondern der Zucker«, der in erster Linie als Energiereserve in Form von Körperfett (Energiefett) umgewandelt wird. Das bedeutet, dass uns nicht das Fett fett macht, sondern in erster Linie der Zucker und die einfachen Kohlenhydrate. Unser Organismus benötigt hochwertige Kohlenhydrate als Energielieferant, denn diese sind der Brennstoff für unseren Energiestoffwechsel. Allerdings ist unsere heutige Nahrung viel zu kohlenhydratlastig und dazu noch mit den falschen Kohlenhydraten bestückt. Um uns ausreichend mit Kohlenhydraten, und vor allem mit den richtigen, zu versorgen, reichen die Kohlenhydrate in Obst, Gemüse und Hülsenfrüchten vollkommen aus.

Aber was macht nun genau den großen Unterschied zwischen isoliertem Zucker und dem Zucker, der sich in natürlichen Lebensmitteln befindet, aus? Wenn wir Obst, Gemüse und Hülsenfrüchte in roher Form essen, dann nehmen wir nicht nur Zucker zu uns, sondern auch Ballaststoffe, Vitamine, Enzyme, sekundäre Pflanzenstoffe und sehr viele Mineralien (Vitalstoffe). Die Natur hat alles in unseren Lebensmitteln vereint, was unser Körper für eine gesunde Funktion und vor allem für einen gesunden Stoffwechsel benötigt. Kohlenhydrate sind der Brennstoff für unseren Energiehaushalt, aber sie müssen erst noch gezündet werden. Erst diese Zündung führt zu einer vollständigen Verbrennung der Kohlenhydrate. Die Vitalstoffe werden zum Zünden benötigt und sind daher so wichtig für einen gesunden Stoffwechsel und ein gesundes Idealgewicht. Werden Kohlenhydrate nicht ausreichend gezündet, so werden diese automatisch in Körperfett umgewandelt, selbst wenn wir weniger Kalorien essen als wir verbrauchen.

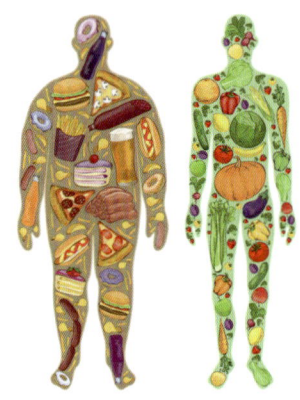

Aber noch schlimmer ist es, wenn wir den von der Industrie extrahierten Zucker verzehren. Dann fehlen unserem Organismus und unserem Stoffwechsel die Ballaststoffe, Vitamine und Mineralien, welche normalerweise in unveränderten natürlichen Lebensmitteln enthalten sind. Denn Industriezucker enthält diese Vitalstoffe nicht mehr. Das Einzige, was Zucker zu bieten hat, sind Kohlenhydrate in Hülle und Fülle. Sie machen nicht nur dick, sondern auch noch krank. Natürlich nicht sofort, denn sonst würde ja niemand mehr Zucker essen wollen. Der Prozess verläuft schleichend und unauffällig, so dass kaum jemand auf die Idee kommt, im Zucker den Schuldigen für seinen miserablen Gesundheitszustand zu suchen.

Alles, was in den modernen Lebensmitteln enthalten ist, sind zugesetzte einfache Kohlenhydrate, die durch ihre konzentrierte und isolierte Form nicht nur zu erheblichen Gewichtsproblemen führen können, sondern auch zu vielen anderen gesundheitlichen Problemen, wie:

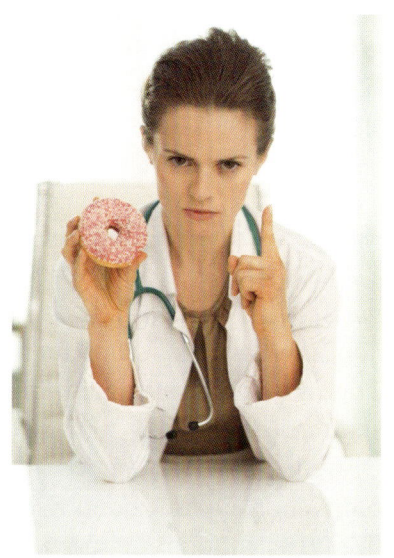

- Antriebs- und Energielosigkeit
- Depressionen und Angstzustände
- Agressivität
- Magen-Darmproblemen, wie Völlegefühl, Blähungen, Verstopfung und Durchfall
- Schlafstörungen
- Konzentrationsschwächen
- Nervosität
- Hautkrankheiten
- Cellulite
- Haarausfall
- Pilzbefall
- Herz-Kreislaufproblemen
- Diabetes

Aber Zucker ist nicht gleich Zucker. **Haushaltszucker** – ob weiß oder braun – ist schädlich, während natürlicher Zucker, wie er in Früchten, Gemüse oder vollwertigen Lebensmitteln vorkommt, wichtig und gesund ist.

Die richtigen Kohlenhydrate für ein dauerhaftes Idealgewicht

Zwei Dinge sind grundsätzlich wichtig zum Thema Kohlenhydrate und Idealgewicht: **Die Art und die Menge der Kohlenhydrate.** Es gibt gute und es gibt schlechte Kohlenhydrate. Die guten sind gesund und daher für unseren Körper kein Problem, die schlechten hingegen sind enorm ungesund. Also sollte man jene meiden. Dann schauen wir uns einmal Kohlenhydrate und kohlenhydratreiche Lebensmittel, sowie ihre unterschiedlichen Formen und Qualitäten, und natürlich auch ihre Auswirkungen auf die Gesundheit etwas genauer an.

Kohlenhydrate werden in vier Gruppen eingeteilt:
Zucker = *süße, kurzkettige Kohlenhydrate,* *Mehrfachzucker* = *nichtsüße, langkettige Kohlenhydrate,* *Ballaststoffe* = *unverdauliche Faserstoffe und* *Zuckeralkohole.*
Zucker nennt man die meisten Kohlenhydrate, die süß schmecken. Es gibt sehr viele unterschiedliche Zuckerarten. Diese werden ganz grob in zwei Hauptkategorien eingeteilt, nämlich in Einfach- und Zweifachzucker. Zum Einfachzucker (Monosaccharide) gehören z. B. die Glucose (Traubenzucker),

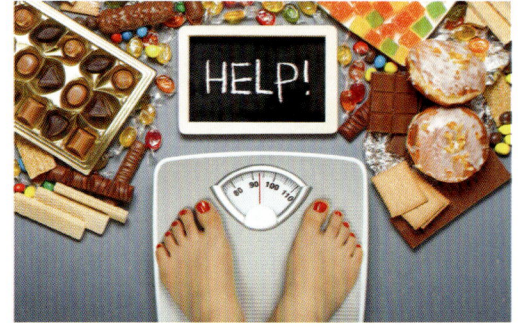

die Fructose (Fruchtzucker), die Galactose (Schleimzucker) oder auch die Mannose, welche inzwischen häufig als alternatives Mittel gegen Harnwegsinfekte sehr erfolgreich eingesetzt wird. Der Schleimzucker ist dagegen kaum bekannt. Dabei kommt er in der Natur und sogar direkt in uns Menschen recht häufig vor, nämlich überall dort, wo wir Schleimhäute haben – daher auch der Name Schleimzucker.

Zu den Zweifachzuckern (Disaccharide) gehören z. B. die Saccharose (woraus der Haushaltszucker besteht), die Laktose (Milchzucker in der Milch der Säugetiere) oder auch die Maltose (Malzzucker). Letzterer entsteht im menschlichen Körper bei der Verdauung von Stärke, denn die Verdauungsenzyme bauen Stärke zunächst zu einzelnen Maltosemolekülen um. Erst dann – in einem weiteren Schritt – werden sie zu Glucose umgewandelt, die so nun ins Blut gelangt und dort den Blutzuckerspiegel erhöht.

Unter **Mehrfachzucker** (Polysaccharide) versteht man die Stärke, welche sich beispielsweise in Getreideprodukten, Kartoffeln, Nüssen und Hülsenfrüchten befindet. Sie besteht aus vielen fest miteinander verbundenen Glucosemolekülen. Stärke schmeckt im Vergleich zu Mono- und Disacchariden nicht süß.

Die oben genannten Arten von Kohlenhydraten führen bei ständigem und übermäßigem Verzehr zu einer Gewichtszunahme.

»Wie die Studie des Credit Suisse Research Institute ›Sugar: Consumption at a crossroads‹ 2013 ergab, sind fast 90 Prozent der praktischen Allgemeinärzte in den USA, Europa und Asien davon überzeugt, dass ein Zusammenhang zwischen dem Konsum von Zucker und der drastischen Zunahme dieser Gesundheitsprobleme besteht«.

»Die Dosis macht das Gift«, sagte schon Paracelsus. Übermäßiger Zuckerkonsum, darin sind sich führende Wissenschaftler einig, spielt eine Schlüsselrolle als Ursache von Zivilisationskrankheiten, insbesondere von Übergewicht.

Ebenfalls zu den Kohlenhydraten gehören Ballaststoffe. Menschen können Ballaststoffe kaum verdauen, da ihnen die passenden Verdauungsenzyme fehlen. Lediglich einige Bakterienstämme, die im Dickdarm des Menschen leben, können Ballaststoffe nutzen und zu kurzkettigen Fettsäuren abbauen. Jene wiederum können den Darmwandzellen als Energiequelle dienen. Sie helfen bei der Regeneration der Darmschleimhaut und sind daher auch einer der Hauptgründe, warum Ballaststoffe als so gesund für den Darm bezeichnet werden. Ballaststoffe haben keinerlei negativen Einfluss auf unser Gewicht und zählen somit zu den gesunden und guten Kohlenhydraten.

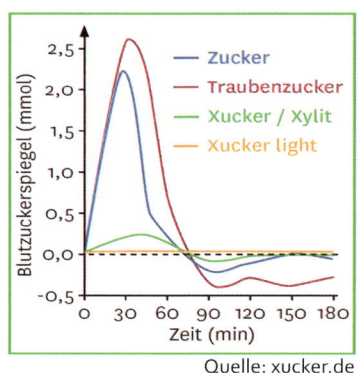

Quelle: xucker.de

Auch die Zuckeralkohole zählen zu den Kohlenhydraten. Ihre Süße ist vergleichbar mit der von Zucker, sie führen aber zu einer deutlich geringeren Insulinausschüttung. Zu den Zuckeralkoholen gehören Xylit, Erythrit, Sorbit und Mannit. Xylit ist eines der besten Süßungsmittel und zugleich recht gesund. Es hat inzwischen viele Bezeichnungen, wie z. B. Xylitol oder Birkenzucker. Xylit wird in erster Linie aus Birkenholz gewonnen, aber auch aus den Resten von Maiskolben. Das Ergebnis – ob aus Mais oder Birken – ist jedoch identisch. Xylit ist somit kein synthetischer Zuckerersatz, sondern besteht aus rein pflanzlichen Rohstoffen. Xylit hebt weder den Blutzucker- noch den Insulinspiegel merklich an und wird daher nicht in Körperfett umgewandelt.

Xylit werden auch entzündungshemmende Eigenschaften zugesprochen. Besonders bekannt ist jedoch der positive Einfluss von Xylit auf die Zahngesundheit. Verschiedene Studien zeigten, dass Xylit Karies, Zahnbeläge und auch Zahnfleischprobleme sehr gut hemmen kann. Dann gibt es noch das Erythrit (in der Grafik als Xucker light bezeichnet), das ebenfalls keinerlei Einfluss auf den Blutzuckerspiegel hat.

Von allen Zuckerakoholen wird Erythrit vom Körper am besten vertragen, da es wieder komplett ausgeschieden wird. Es wird mit null Kilokalorien (kcal) angegeben und ist deshalb neben Stevia eine der besten Möglichkeiten auf gesunde Weise zu süßen ohne dabei wieder an Gewicht zuzulegen, vor allem während einer Abnehmkur.

Gewichtsfreundliche Kohlenhydratquellen	Gewichtsunfreundliche Kohlenhydratquellen
• Obst und Gemüse (frisch oder tiefgefroren) • ungeschwefeltes Trockenobst • Kartoffeln • Süßkartoffeln • Wild- und Naturreis • Mais • Hirse • Amaranth • Polenta • Hafer • Dinkelvollkorn • Hülsenfrüchte	• Süßwaren • Energieriegel • Softgetränke (Cola und Limonaden) • Teigwaren • Kuchen und Torten • Weißmehlprodukte • weißer Reis • Konfitüren • Nuss-Nougat-Aufstriche • Kekse • Eiscreme • Obst aus Konserven (meist mit Zuckerzusatz) • Säfte

Gewichtsfreundliche Süßungsquellen	Gewichtsunfreundliche Süßungsquellen
• Stevia • Xylit (Birkenzucker) • Erythrit • Kokosblütenzucker	• Zucker (weiß oder braun) • Honig • Sirup jeglicher Art • künstliche Süßstoffe – vor allem Aspartam

Oft hören wir, dass der Körper auf zugeführte Kohlenhydrate angewiesen ist und dass unser Gehirn allein diese benötigt, um zu funktionieren und leistungsfähig zu sein. Das stimmt auch, aber damit ist nicht gemeint, dass wir sie in Form von konzentriertem Zucker oder Traubenzucker zuführen sollen. Diese Zuckerformen bewirken sogar das Gegenteil dessen, was man eigentlich erreichen möchte: Schokolade und Co machen müde und unkonzentriert – ganz abgesehen von den vielen anderen negativen Eigenschaften, die Zucker bekanntermaßen aufweist. Unser Gehirn benötigt nur ca. 130 g Glucose, die in ausreichenden Mengen aus hochwertigen ballaststoffreichen Lebensmitteln entstammt, die wir ja hier schon auf Seite 17 vorgestellt haben. Dazu stellt unser Körper über die Leber auch selbst Glucose aus Proteinen her. Kohlenhydrate sind im Gegensatz zu Fett und Eiweiß nicht essenziell und müssen nicht von außen in den Mengen und der Form zugeführt werden, wie das heute über die moderne Ernährung erfolgt.

Zur erfolgreichen Gewichtsreduzierung und zum Erhalt Ihres Idealgewichtes sollten Sie schlechte Kohlenhydrate meiden und in erster Linie die guten bevorzugen. Die wichtigste Voraussetzung für einen guten und sehr aktiven Stoffwechsel ist außerdem eine sehr gute Versorgung mit natürlichen und vor allem bioaktiven Vitalstoffen.

Alle Bemühungen für eine Gewichtsreduzierung werden nur bedingt funktionieren, wenn Vitalstoffe fehlen bzw. in unzureichendem Maße zugeführt werden. Die Einnahme sinnvoller Vitalstoffe schafft die Grundvoraussetzung, damit im Körper alles reibungslos läuft und er Ihnen bei Ihrem Abnehmvorhaben keine Hindernisse in den Weg legt. Ein Vitalstoffmangel führt oft dazu, dass wir ständig Heißhunger haben und dadurch fälschlicherweise zu jenen Lebensmitteln greifen, die uns gefühlt schnelle Energie liefern. Jedoch liefern uns diese leeren Kalorienträger keine Vitalstoffe, und genau diese sind doch für unseren Stoffwechsel so wichtig, damit alle zugeführten und im Köper gespeicherten Kohlenhydrate und Fette verbrannt werden können. Ein Mangel an Vitalstoffen führt nicht nur zu einem erhöhten Heißhunger, sondern auch zu einer vermehrten Fettansammlung in unseren Fettzellen. Denn aufgrund von Vitalstoffmangel kann ein großer Teil der zugeführten Kohlenhydrate nicht gezündet (verbrannt) werden und sie werden somit eingelagert.

Unverzichtbar für den Stoffwechsel – Vitamine, Mineralstoffe und Spurenelemente (Vitalstoffe)

Für die Anregung des Stoffwechsels ist eine Vielzahl natürlicher Vitamine von Bedeutung. Beispielsweise ist **Vitamin C** ein wichtiger Bestandteil in der Fettverbrennung. Ebenfalls kurbeln die **B-Vitamine** den Stoffwechsel an. Die Vitamine B2, B5, B7 und vor allem Vitamin B12 liefern hierfür einen sehr wichtigen Beitrag, während Vitamin B6 den Eiweißhaushalt reguliert und Vitamin B1 bei der Kohlenhydratverdauung maßgeblich beteiligt ist.

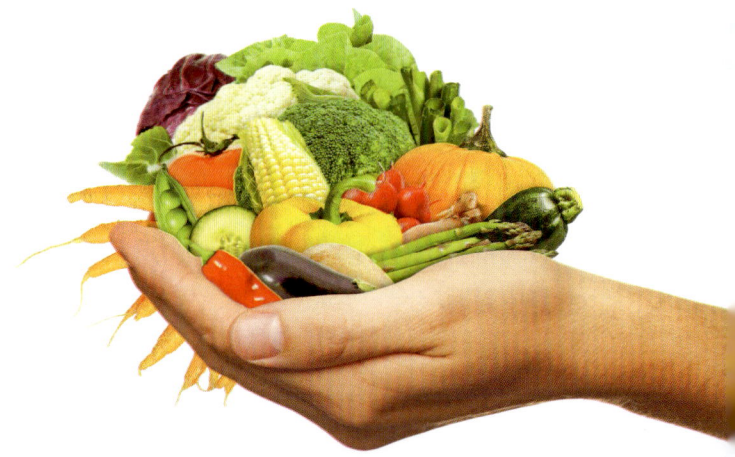

Laut aktuellen Untersuchungen haben sowohl **Magnesium** als auch **Calcium** eine neue Bedeutung in Sachen Energiestoffwechsel bekommen. Bisher wurde **Magnesium** in erster Linie bei Muskelkrämpfen und Nervosität eingesetzt. Dass Magnesium sehr wichtig für eine gute Muskelfunktion ist, ist schon lange bekannt, aber in welchem Zusammenhang es mit der Energiegewinnung und somit auch mit der Verbrennung von Energielieferanten wie Kohlenhydraten und Fetten steht, ist vielen Wissenschaftlern erst in den letzten Jahren bewusst geworden.

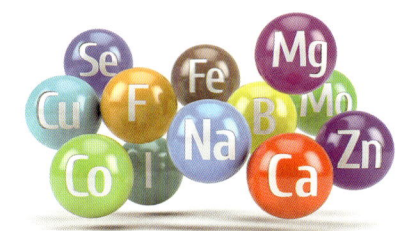

Es sind vor allem unsere Mitochondrien (Kraftwerke unserer Zellen), welche auf Magnesium angewiesen sind. Die Mitochondrien wandeln – vereinfacht dargestellt – Kalorien in Energie um und erhöhen somit zusätzlich die Fett- und Kohlenhydratverbrennung im Körper. Durch die Zugabe von Magnesium erhöht sich auch die Anzahl der Mitochondrien, und somit wird noch mehr Energie erzeugt. Dies hat zur Folge, dass die Fettverbrennung weiter erhöht wird. Hinzu kommt außerdem, dass Magnesium das Hormon Cortisol hemmt, welches die Fettverbrennung enorm verlangsamt. Der zweite bekannte Mineralstoff ist **Calcium**, welches sonst vor allem im Zusammenhang mit gesunden Knochen auftaucht. Ein Mangel an Calcium signalisiert dem Körper aber, dass eine drohende Hungersnot bevorsteht. In so einem Fall wird der Stoffwechsel heruntergefahren, was zu einer schlechten Fettverbrennung führt und somit zur Folge hat, dass mehr Fettreserven aufgebaut werden, um die drohende Hungersnot besser zu überstehen. Auch **Chrom und Zink** sind sehr wichtig für einen guten Stoffwechsel, denn sie sind Teil bei der Verwertung von Kohlenhydraten, Fetten und Proteinen. Fehlt dem Körper beispielsweise Zink, dann wird unser Stoffwechsel sehr stakt gedrosselt.

Nun stellen Sie sich sicher die Frage, welche Vitamine, Mineralien und Spurenelemente nun am wichtigsten für einen guten Stoffwechsel und eine erfolgreiche dauerhafte Gewichtsreduzierung sind. Das ist ganz einfach zu beantworten: alle gemeinsam, denn Vitalstoffe arbeiten im Team synergistisch zusammen – so wie Mutter Natur sie uns zur Verfügung stellt. Jedoch ist es heutzutage aufgrund der schlechten Qualität von unserem Obst und Gemüse nur noch sehr schwer möglich, uns ausschließlich über die Nahrung mit den notwendigen Vitalstoffen optimal zu versorgen. Hinzu kommt, dass unser Vitalstoffbedarf aufgrund der heute vorherrschenden hohen Lebensbelastungen wie Stress, Umweltbelastungen und toxischen Belastungen sehr stark angestiegen ist. Deswegen sind die von den Ernährungsgesellschaften empfohlenen Mindestmengen für kaum noch einen Menschen ausreichend. Die Einnahme hochwertiger **natürlicher Nahrungsergänzungen** hat nicht nur einen positiven Einfluss auf eine erfolgreiche Gewichtsreduzierung, sondern auch komplett auf die Gesundheit und Vitalität unseres Körpers. Lesen Sie dazu unbedingt das Buch **»Risikofaktor Vitaminmangel«** von Medizinjournalist **Andreas Jopp**, welches Ihnen einen sehr intressanten und tiefen Einblick in das Thema Vitamine und Co gibt und das sich auf aktuelle wissenschaftliche Erkenntnisse und Studien bezieht.

Vitalstoffe sind unverzichtbar für eine erfolgreiche und gesunde Gewichtsreduzierung und sollten daher unbedingt zusätzlich zugeführt werden. Auch gerade nach der Gewichtsreduzierung ist die Versorgung mit allen Vitalstoffen sehr wichtig, um den Stoffwechsel jeden Tag zu zünden und somit das Gewicht zu halten.

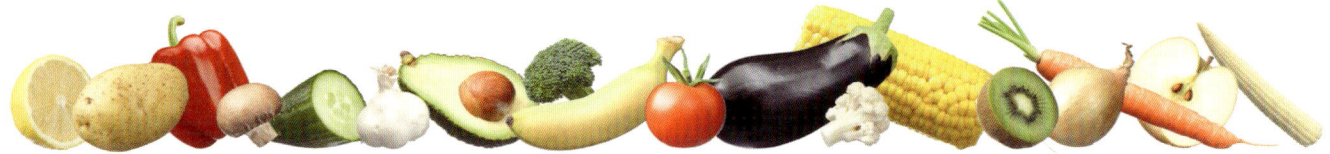

Eine optimale Vitalstoff-Versorgung kann Sie hier unterstützen:

- Ihre körperliche Leistungsfähigkeit spürbar zu erhöhen,
- sich schneller zu regenerieren,
- Ihren Stoffwechsel gesund zu erhalten und Ihr Idealgewicht dauerhaft zu halten,
- sich besser vor Infekten zu schützen,
- Ihre mentale Stärke zu fördern,
- Ihre persönlichen Ziele leichter zu erreichen,
- Ihre Gesundheit zu erhalten bzw. verbessern.

Bitte achten Sie unbedingt darauf, ein Vitalstoffkonzentrat mit hochwertigen natürlichen Inhaltsstoffen zu verwenden! Idealerweise sollte dieses Konzentrat aus einer vielfältigen Mischung aus Obst, Gemüse und Kräutern gemischt sein und auch die entsprechenden Probiotika für eine gesunde und gut funktionierende Verdauung enthalten. Wichtig ist außerdem, dass es in einem Kaltherstellungsverfahren entstanden ist und dass in dem Konzentrat entsprechende sekundäre Pflanzenstoffe und Enzyme (PhytoZyme®-Basis) enthalten sind, damit die Vitalstoffe auch bioverfügbar sind und somit auch 1 zu 1 in allen Zellen ankommen, um so einen aktiven und gesunden Stoffwechsel zu erreichen und die Fettverbrennung anzukurbeln.

> Vitalstoffe (Mikronährstoffe) sind Basis und Voraussetzung für einen optimalen Stoffwechsel, für eine bestmögliche Fettverbrennung, für eine höchstmögliche Energiebereitstellung, Regeneration und den besten Schutz vor oxidativen Stress.

Ohne Eiweiß geht NIX – mit Eiweiß geht's FIX

Eiweiß (Protein) übernimmt viele wichtige Funktionen im Körper. Es wird beispielsweise als Baustoff für neue Zellen und zur
Reparatur beschädigter Zellen verwendet. Ohne Eiweiß wäre
kein Leben möglich. Aber auch unser Hormonhaushalt und unser
Stoffwechsel benötigen Eiweiß. Eine ausreichende Eiweißzufuhr
ist ebenfalls unabdingbar, um Muskulatur aufzubauen, sich vor
Muskelverlust zu schützen und das Bindegewebe zu straffen.
Muskel- und Bindegewebszellen bestehen zu einem großen Teil
aus Eiweiß und sind so auf die Eiweißzufuhr über Nahrungsmittel

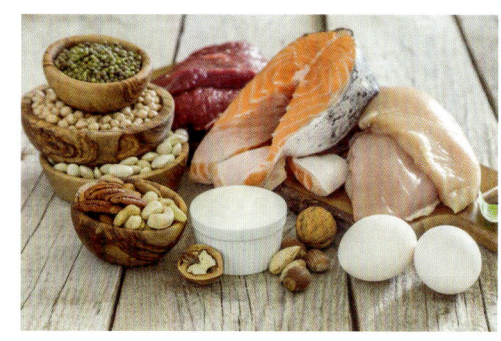

angewiesen. Darüber hinaus fungiert Eiweiß als Katalysator (in Form von Enzymen), Transportstoff (z. B.
Hämoglobin), Peptidhormon (z. B. Insulin) und Immunoglobulin (Antikörper, die Infekte abwehren).

In unseren Muskeln wird viel Energie verbraucht. Wer also eine gute Muskulatur besitzt, hat dadurch schon
einen besseren Stoffwechsel bzw. eine bessere Fettverbrennung, da mehr Kohlenhydrate und Fette in
Energie umgewandelt werden. Aus diesem Grund ist es für eine erfolgreiche Gewichtsreduzierung sehr
wichtig, dass wir mit Eiweiß sehr gut versorgt sind. Auch nach einer erfolgreichen Gewichtsreduzierung
ist es wichtig, dass wir neben den im Vorfeld schon mehrfach erwähnten Vitalstoffen auch hochwertiges
Eiweiß zuführen. Damit verhindern wir nicht nur, dass Muskelmasse verloren geht, sondern auch, dass wir
Heißhunger auf Kohlenhydrate bekommen. Eiweiß macht lange satt, unterstützt den Stoffwechsel und
verhindert zusammen mit den Vitalstoffen den gefürchteten Jo-Jo-Effekt.

Wissenschaftler der Universität Kopenhagen haben im Rahmen der bisher umfangreichsten internationalen europäischen Diätstudie (DIOGENES-Studie) herausgefunden, dass eine Ernährung mit viel Eiweiß, sowie wenig kohlenhydrathaltigen Produkten und Fett am besten geeignet ist, um Übergewicht zu reduzieren bzw. um nach einer Diät den Jo-Jo-Effekt zu vermeiden. Die Forscher unter Leitung von Thomas Meinert Larsen und Arne Astrup kamen zu dem Ergebnis, dass eine eiweißhaltige Ernährungsweise bei gleichzeitigem Verzicht auf Fett und kohlenhydrathaltige Produkte für den Abbau von Übergewicht die besten Voraussetzungen bietet. Für die Studie wurden fünf unterschiedliche Diätvarianten ausgewählt, wobei sich die Menge der zugeführten Kohlenhydrate und des Eiweißes stark unterschieden. Die Einzelergebnisse der unterschiedlichen Diät-Varianten ergaben dabei eindeutig, dass eine Diät mit hohem Eiweißgehalt (was bedeutet, dass 25 Prozent der zugeführten Energie aus Eiweiß stammt) bei gleichzeitig niedrigem glykämischen Index (GI) am besten geeignet ist, um das Körpergewicht zu reduzieren und eine Zunahme dessen zu vermeiden. Im Gegensatz dazu habe die Gruppe der Studienteilnehmer, die sich mit wenig Eiweiß (nur 13 Prozent der zugeführten Energie stammt aus Eiweiß) und Lebensmitteln mit hohem GI ernährte, die schlechtesten Ergebnisse aufgewiesen, so die Aussage der Wissenschaftler.

Es gibt auch andere kompetente Wissenschaftler, die sich mit dem Thema Übergewicht auseinandergesetzt haben, welche diese These der eiweißreichen und kohlenhydratarmen Ernährung für eine gesunde und dauerhafte Gewichtsreduzierung teilen. Georg Abel von der Deutschen Hochschule für Prävention und Gesundheitsmanagement/BSA-Akademie in Saarbrücken beispielsweise sagt: »Wer abnehmen möchte, sollte nach dem Grundprinzip mit wenig Kohlenhydraten und mehr Eiweiß sein Abnehmprogramm gestalten, denn eiweißreiche Speisen können Heißhungerattacken reduzieren und den Fettstoffwechsel ankurbeln«.

Wie bei Nährstoffen, sollte auch beim Eiweiß auf hohe Qualität geachtet werden. Denn auch hier gilt: Eiweiß ist nicht gleich Eiweiß.

Eiweiß besteht aus vielen einzelnen Aminosäuren. Gutes Eiweiß enthält ein großes Spektrum an verschiedenen Aminosäuren, die in einem ausgewogenen und richtigen Verhältnis zueinander stehen. Die Mischung macht es also: die beste Eiweißversorgung bekommen wir, wenn unser Nahrungseiweiß aus unterschiedlichen Quellen stammt. Bisher war man der Meinung, dass eine Kombination aus tierischem und pflanzlichem Eiweiß die höchste biologische Wertigkeit garantiert. Aber dem ist nicht so, im Gegenteil: Man kann seinem Körper auch mit einer Kombination vieler pflanzlicher Quellen sehr gutes und vor allem hochbioverfügbares Eiweiß mit allen wichtigen Aminosäuren zur Verfügung stellen. Das bedeutet nicht, dass gute Eiweißquellen aus tierischen Quellen schlechter sind. Eine ideale Eiweiß-Kombination wäre beispielsweise **Erbsenprotein** mit **braunem Reisprotein**.

Wer ausschließlich auf pflanzliche Quellen setzen möchte, sollte vor allem sogenannte vollständige Eiweißquellen wählen. Vollständig bedeutet, dass alle wichtigen Aminosäuren vorhanden sind. Vollständige Eiweißquellen haben alle essentiellen Aminosäuren, unvollständige Eiweißquellen hingegen nicht. Wenn man sich nun für unvollständige Quellen entscheidet, ist es daher wichtig, diese sinnvoll miteinander zu kombinieren, um daraus so eine vollständige Eiweißquelle zu erhalten. »Unvollständigkeit« sollte man also keinesfalls mit »Minderwertigkeit« verwechseln. Durch die richtige Kombination können somit auch hochwertige Eiweißkombis geschaffen werden.
Auf der folgenden Seite finden Sie eine Übersicht über verschiedene Eiweißquellen, die für die Gewichtsreduzierung besonders gut geeignet sind.

Übersicht guter Eiweißquellen

Eiweißgehalt pro 100g

Tierische Eiweißquellen	Pflanzliche Eiweißquellen

Tierische Eiweißquellen

Fisch und Meeresfrüchte:

- Forelle — 24 g
- Thunfisch — 22 g
- Makrele — 22 g
- Rotbarsch — 21 g
- Garnelen — 20 g
- Lachsfilet — 20 g
- Kabeljau — 17 g
- Jacobsmuscheln — 11 g

Fleisch und Eier:

- Hähnchenbrust — 24 g
- Putenbrust — 24 g
- Lammkotelett — 24 g
- Schweinelende — 22 g
- Rinderfilet — 21 g
- Vollei — 13 g

Milchprodukte:

- Harzer Käse — 27 g
- Mozzarella — 18 g
- Schafskäse — 17 g
- Magerquark — 14 g
- Hüttenkäse mager — 13 g

Pflanzliche Eiweißquellen

- Spirulina — 57 g
- Hanfsamen — 37 g
- Chiasamen — 16 g
- Tofu — 16 g
- Quinoa — 14 g
- Sojabohnen — 11 g
- Buchweizen — 9 g
- Sojajoghurt — 4 g
- Sojamilch — 3 g

Eiweißkonzentrate

Eiweißshakes erfreuen sich schon lange großer Beliebtheit als effektive Unterstützung bei der Gewichtsreduzierung. Doch welche Vorteile bringen Eiweißshakes überhaupt mit sich? Keine Nahrungsergänzung ist wohl so populär wie Eiweißpulver bzw. Eiweißshakes. Jedoch halten viele Menschen Eiweißshakes trotz positiver Erfahrungen und Studien für eine überflüssige oder gar unnütze Nahrungsergänzung – und das ohne die vielfältigen und äußerst nützlichen Vorteile davon zu kennen!

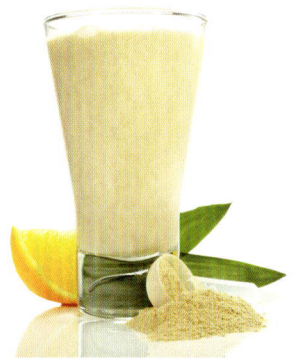

Eiweißshakes versorgen den Körper nicht nur mit essentiellen Proteinen, die für das Muskelwachstum und den Muskelerhalt, sowie für unseren Stoffwechsel unverzichtbar sind. Gute hochwertige Shakes enthalten auch die wichtigsten Vitamine, Mineralstoffe und Spurenelemente, die für eine gesunde und ausgewogene Ernährung beziehungsweise für einen optimalen Stoffwechsel unerlässlich sind. Ein hochwertiger Shake sollte ein Mehrkomponentenshake sein, in welchem die Eiweiße schon als **Isolate** vorhanden sind. Gerade deshalb sollte bei der Auswahl von Eiweißshakes, genauso wie bei den Vitalstoffen, unbedingt auf eine hohe Qualität gesetzt werden. Die meisten beurteilen allerdings die Qualität nach dem Geschmack und der Cremigkeit und weniger nach der tatsächlichen Zusammensetzung bzw. den Inhaltsstoffen. Gerade Shakes im Niedrigpreissektor, die häufig im Internet und in einigen Drogerien zu finden sind, enthalten schlecht verarbeitetes und verunreinigtes Eiweiß. Dafür enthalten sie jede Menge künstlicher Farb- und Aromastoffe, die oft zu allergischen Reaktionen wie Hautauschlägen, Schlafstörungen und Verdauungsproblemen führen.

Auch der Süßstoff **Aspartam** ist oft in Billigprodukten zu finden. **Aspartam** wirkt im Köper wie ein Nervengift und kann zu neurologischen Störungen und Fehlfunktionen im Gehirn führen. Außerdem kann **Aspartam** auch noch zu erheblichen **Stoffwechselstörungen** und zu **Übergewicht** führen. Viele den billigen Shakes zugesetzten Stoffe zerstören die Darmflora und somit eine gesunde Darmfunktion. Denn im Darm findet die eigentliche Aufnahme von Aminosäuren und anderen Nährstoffen statt. Aus diesem Grund ist auch das Thema Darm für ein aktiven Stoffwechsel sehr wichtig, denn nur mit einem gesunden Darm kann die Verdauung optimal funktionieren und der Stoffwechsel enorm gesteigert werden. Lesen Sie zu diesem Thema unbedingt auch unsere neue Broschüre **»Das 1x1 für einen glücklichen Darm«**.

Proteinisolate werden durch ein Ionenaustausch-Verfahren hergestellt. Dabei wird die Ladung des Proteins positiv verändert. Isolate haben ein optimales Aminosäureprofil mit allen essentiellen Aminosäuren und eine sehr hohe Bioverfügbarkeit. Mit seinem hohen Anteil an essentiellen Aminosäuren schlägt beispielsweise ein Molkenprotein-Isolat alle anderen Eiweiße. Wenn man dieses zudem noch mit Casein- und Sojaprotein-Isolat kombiniert, dann erreicht man das Maximale an Wertigkeit und Bioverfügbarkeit. Des Weiteren werden durch die Filtrierung bei der Herstellung alle unerwünschten Begleitstoffe, wie z. B. Milchzucker (Laktose) und Phosphate entfernt und das Eiweiß erhält dadurch eine sehr hohe Reinheit.

Eiweißshakes sollten außerdem basisch verstoffwechselt werden und mit reichlich säurepuffernden Mineralien und Spurenelementen kombiniert sein. Denn tierisches Eiweiß kann in einer hohen Konzentration ohne den Gegenspieler »Basen« zu einer schnellen und enormen Übersäuerung im Körper führen. Die tägliche und regelmäßige Aufnahme von Eiweiß ist für jeden Menschen sehr wichtig. Der Bedarf bzw. die empfohlene Menge an Eiweiß beläuft sich im Normalfall auf ca. 0,8 g pro kg Körpergewicht.

Während der Gewichtsreduzierung benötigt der Körper jedoch deutlich mehr davon: Die Spannweite reicht von 1,2 g bis zu 2 g pro kg Körpergewicht, je nach Alter und körperlicher Belastung. Lange Zeit galt eine erhöhte Zufuhr von Eiweiß nur für Sportler als sinnvoll. Aber dem ist nicht so, wie viele Studien dazu zeigen. So haben ältere Menschen einen höheren Bedarf als jüngere. Und wer intensive körperliche Arbeit leistet, benötigt mehr Eiweiß als jemand, der den ganzen Tag nur sitzt.

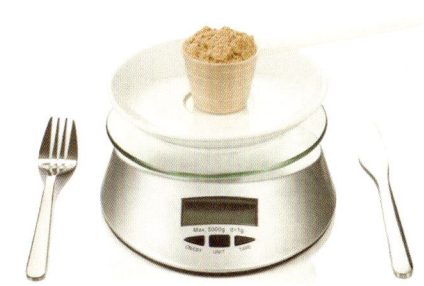

Der Körper benötigt Eiweiß für:

- den Zellaufbau – Muskeln, Knochen, Haut, Haare, etc.,
- den Aufbau von Enzymen und Hormonen,
- die Übertragung von Nervenimpulsen,
- den Transport von Sauerstoff und Fetten,
- den Aufbau von Kollagen, Antikörpern, Gerinnungsfaktoren, etc.,
- den Stoffwechsel.

Zusammen mit den Vitalstoffen sind Eiweißshakes eine sehr gute und effektive Unterstützung bei der Gewichtsreduzierung und danach zur Vermeidung des Jo-Jo-Effekts

Fette als Schlankmacher

Fette (Lipide) sind essentiell und müssen über die Nahrung zugeführt werden. Sie sind nicht nur Energieträger, sondern erfüllen auch noch viele weitere Funktionen im Körper. Als wichtiger Teil unserer Zellmembranen ermöglichen sie erst die Signalübertragung zwischen dem Zellinneren und der Zellwand. Nur dadurch ist eine volle Funktionsfähigkeit der Zellen gewährleistet. Dies überträgt sich extrem positiv auf den gesamten Stoffwechsel!

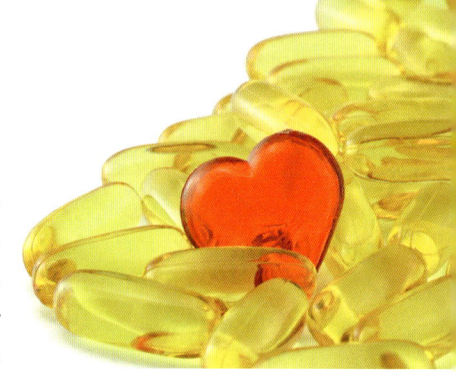

Daher sollte jeder Gesundheitsbewusste unbedingt ein großes Augenmerk auf eine gute und qualitativ hochwertige Versorgung mit mehrfach ungesättigten Fettsäuren richten. Vor allem sind es die Omega-3-Fettsäuren, die für den Stoffwechsel sehr wichtig sind, da diese auch eine wichtige Voraussetzung für ein sehr gut funktionierendes und leistungsfähiges Herz-Kreislaufsystems bilden. Je leistungsfähiger unser Herz-Kreislaufsystem ist, desto besser ist auch der Transport von Kohlenhydraten und Fetten in unsere Kraftwerke, wo diese dann verbrannt werden. Lesen Sie dazu unbedingt auch unsere Broschüre **»Gesundheit ist Herzenssache«**. Hier erfahren Sie alles über das Thema Herz-Kreislauf und Ernährung.

Auch bei den Omega-3-Fettsäuren gibt es Unterschiede. So gibt es die Alpha-Linolensäure (**ALA**). Diese ist dreifach ungesättigt und in pflanzlichen Ölen zu finden, wie Leinöl, Rapsöl, Walnussöl und vielen anderen Ölen. Eine weitere sehr wertvolle Fettsäure ist die Eicosapentaensäure (**EPA**). Sie ist fünffach ungesättigt und entstammt dem Fett von Kaltwasserfischen wie der Makrele, dem Hering oder dem Lachs. Und dann gibt es noch die Docosahexaensäure (**DHA**), welche sechsfach ungesättigt ist und ebenfalls aus Fischölen und einigen Algen kommt. Wer abnehmen möchte profitiert am meisten von den **EPA** und **DHA**.

Langkettige Omega-3-Fettsäuren weisen noch viele weitere positive Eigenschaften auf:

- sie unterstützen positiv die Regulation des Cholesterinspiegels,
- sie senken Triglyceride,
- sie beugen Blutgefäßverengungen vor,
- sie verbessern die Durchblutung der Herzgefäße,
- sie erhöhen die Sauerstoff- und Nährstoffversorgung des Herzens,
- sie verringern Ablagerungen an der Innenhaut der Blutgefäße,
- sie können Herzinfarkt und Schlaganfall vorbeugen und erneute Infarkte vermeiden,
- sie verbessern die Fließeigenschaften des Blutes durch flexible Blutkörperchen,
- sie unterstützen die Regulation des Blutdrucks,
- sie helfen dem Herz bei Herzrhythmusstörungen und
- sie schützen vor plötzlichem Herztod.

Um eine stabile und ausreichende Versorgung mit mehrfach ungesättigten Fettsäuren zu gewährleisten, ist die Einnahme von hochwertigen Fischölkapseln sehr zu empfehlen. Auch hier sollte unbedingt auf Qualität und Inhaltsstoffe geachtet werden. Meiden Sie auf jeden Fall Billigprodukte, die vor allem in Drogerien, Supermärkten und im Internet zu finden sind. Hier laufen Sie Gefahr, verunreinigte Produkte zu verzehren. Gute Produkte haben ihren Preis, andernfalls wären Qualität und Reinheit nicht möglich. Bei einem guten Produkt sollte Omega 3 in Kombination mit Vitamin D3 und Vitamin E vorliegen. Die optimale Dosierung zur Vorbeugung und Unterstützung des Herz-Kreislaufsystems liegt bei mindestens 1200 mg am Tag. Bei hohen körperlichen Belastungen ist eine Dosierung von 3500 bis 4500 mg an EPA und DHA empfehlenswert.

Mit Wasser den Stoffwechsel anregen

Wasser ist Leben – Sie haben sicherlich schon öfter gehört, dass viel trinken wichtig ist für unsere Gesundheit und eine gute Körperfunktion. Der menschliche Körper besteht zu ca. 70 Prozent aus Wasser. Trinken wir täglich über den Tag verteilt viel Wasser, dann unterstützen wir damit unseren Stoffwechsel dabei sich zu entgiften und Stoffwechselabfallprodukte auszuscheiden. Gerade die Verschlackung mit all den schädlichen Substanzen wie Umweltgiften, Stoffwechselgiften, Giften in unserer Industrienahrung, Alkohol, Rauchen und vielen anderen Giftstoffen ist eine der Hauptursachen vieler Fehlfunktionen in unserem Organismus und kann zu vielen Krankheiten führen. Die Anregung des Stoffwechsels zur Vermeidung von Gift- und Schlackeneinlagerungen ist einer der wichtigsten Schritte auf dem Weg zu einer intensiven Gesundheit und vor allem zu einer gesunden Körperfunktion und einem optimalen Stoffwechsel.

Wichtig ist, dass wir reines Quellwasser oder gut aufbereitetes gefiltertes Wasser trinken. Letzteres erfreut sich immer größere Beliebtheit, denn mittlerweile gibt es hochwertige Filtersysteme, die unser Leitungswasser komplett von Schadstoffen befreien und es in einen ähnlichen Zustand bringen können wie Quellwasser. Der Körper kann Flüssigkeit ausschließlich in dieser Form aufnehmen bzw. unsere Zellen können Flüssigkeit nur so verwerten. Zuckerhaltige Getränke, Säfte, kohlensäurehaltige Getränke, Limonaden, Alkohol und Kaffee sind Getränke, die diese positiven Eigenschaften nicht mit sich bringen und, im Gegenteil, eher zur Stoffwechselbremse werden. Je höher der Wasseranteil im Körper ist, desto besser funktioniert der Stoffwechsel. Vor allem die für uns so relevanten Vitalstoffe können erst zusammen mit einem hohen Wasseranteil im Körper ihre ganze Arbeit leisten. Wir empfehlen daher mindestens zwei bis drei Liter täglich zu trinken.

Figurkiller Übersäuerung und Verschlackung

Der Säure-Basen-Haushalt — Alle Flüssigkeiten, aber auch das Gewebe in unserem Körper enthalten Säuren und Basen. Beide sind gleicherma-ßen lebensnotwendig und für sich betrachtet weder gut noch schlecht. Allerdings müssen Säuren und Basen in einem ausgewogenen Verhältnis zueinander stehen, um faire Teamplayer für unsere Gesundheit und einen optimalen Stoffwechsel zu sein.

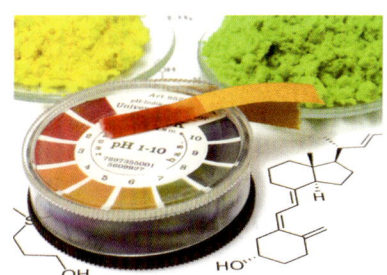

Entsäuern ist also ein weiterer wichtiger Schritt auf dem Weg zum Wunschgewicht und zu Gesundheit. Ein gesunder Körper kann sich normalerweise selbst regelmäßig ent-säuern und entschlacken – ohne dass der Mensch hierbei eingreifen muss. Heute aber sind die Entgiftungs- und Entschlackungskapazitäten des Organismus häufig überlastet. Und so kann der Körper häufig eben nicht mehr aus eigener Kraft entsäuern, denn die Grundvoraussetzungen für eine gesunde Lebensweise wie Bewegung, Vitalstoffe, vor allem Mineralien und Spurenelemente, Entspannung und viel trinken fehlen zumeist. Eine basenüberschüssige Ernährung durch viel frisches Obst und Gemüse und weniger einfacher Kohlenhydrate ist sehr wichtig und liefert dem Körper schon mal eine wesentliche Grundvoraussetzung für eine stete und optimale Entsäuerung.

Während einer Abnehmkur sollten auf jeden Fall zusätzlich spezielle natürliche Nahrungsergänzungen zur Unterstützung der Entsäuerung zugeführt werden, um die großen Mengen an Säuren und Schlacken effektiv zu lösen und auszuleiten. So kann der Stoffwechsel weiterhin deutlich beschleunigt werden.

Folgen einer Übersäuerung	Vorteile einer Entsäuerung
• Übergewicht • Cellulite • Krampfadern • Besenreiser • unreine oder graue Haut • Haarausfall • brüchige Fingernägel • Gelenkbeschwerden • Zahn- und Zahnfleischprobleme • schlechte Augen • Konzentrationsmangel	• Idealgewicht • guter Stoffwechsel • glatte und makellose Haut • gesunde Blutgefäße • volles und gesundes Haar • starke Fingernägel • bewegliche Gelenke • gesunde Zähne bis ins hohe Alter • scharfe Sicht • Konzentrationsfähigkeit

Figurprobleme sind nicht nur Folge der übermäßigen Speicherung von adipösem Fett, sondern entstehen auch zum großen Teil durch die Ablagerung neutralisierter Säuren und Gifte!

Übergewicht durch einen gestörten Darm

Wie Hippokrates es 300 v. Chr. im positiven Sinne formulierte: »Der gesunde Darm ist die Wurzel aller Gesundheit«; ebenso wie ein gesundes Körpergewicht und ein leistungsstarker Stoffwechsel. Neueste wissenschaftliche Studien belegen, dass unsere Darmflora einen bedeutenden Einfluss auf unser Gewicht hat. Bei einer dieser Studien wurde festgestellt, dass bei übergewichtigen Menschen im Darm bestimmte Ur-Bakterien häufiger vorkommen als bei normalgewichtigen. Diese *Firmicutes* verhalten sich im Darm als müssten sie sich wie in Kriegszeiten gegen eine Hungersnot 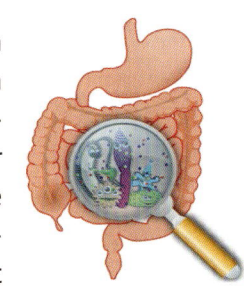 schützen und für schlechte Zeiten Fett im Körper bunkern. Professor Dr. Patrice D. Cani von der Université Catholique de Louvain in Belgien ist sich nach vielen Untersuchungen sicher, dass es sehr enge Zusammenhänge zwischen Darmflora, Übergewicht und Diabetes gibt. So konnte auch bei einer Studie an Mäusen in den Proceedings of the National Academy of Sciences festgestellt werden, dass es einen Rückgang an Übergewicht und dazu noch eine deutliche Verbesserung der Stoffwechselstörungen, die zu Typ-2-Diabetes führen, gibt, wenn bestimmte gute Darmbakterien wieder aufgebaut werden.

Unser Darm spielt in unserem Körper mit seinen vielen komplexen Stoffwechselabläufen eine sehr zentrale und wichtige Rolle. Daher ist es auch sehr wichtig während einem Abnehmprogramm dafür zu sorgen, dass gleichzeitig die Darmflora aufgebaut und der Darm mit Hilfe einer biologischen Darmsanierung gereinigt wird. Immerhin können sich schon allein bis zu 25 kg Ablagerungen und Schlacken in unserem Darm einnisten. Lesen Sie dazu unbedingt auch unsere Darmbroschüre **»Das 1x1 für einen glücklichen Darm«.**

Bewegung und Stressabbau

Dass Bewegungsmangel ebenfalls eine Mitursache von Übergewicht ist, ist mittlerweile bekannt. Wir sind nicht zum ständigen Sitzen konzipiert. Von Natur aus sind wir dafür geschaffen, alles zu Fuß zu bewältigen. Die Natur hat für uns keine Fahrzeuge, Fahrstühle, Rolltreppen oder ähnliche Transportmittel vorgesehen. Das einzige Transportmittel, das für uns geschaffen wurde, sind unsere Beine. Nur benutzen wir diese immer seltener oder nicht ausreichend, wodurch unser Herz-Kreislaufsystem und unser Stoffwechsel regelrecht verkümmern. Aber wie viel Bewegung benötigen wir, um gesund und schlank zu bleiben? Untersuchungen bei Naturvölkern haben ergeben, dass diese zwischen 15 und 19 Kilometer am Tag zu Fuß zurücklegen. Wir dagegen schaffen im Schnitt nur zwischen 300 und 700 Meter. Wer eine sitzende Tätigkeit hat, sollte also jeden Tag für einen Ausgleich sorgen. Herz-Kreislauf-Probleme und Übergewicht sind mit einer gesunden Lebensweise vermeidbar. **Krankheit oder Gesundheit sind immer das Ergebnis unserer eigenen Lebensweise. Behandeln Sie Ihren Körper gut, dann wird es Ihnen auch gut gehen.** Suchen Sie sich eine Sportart, die Ihnen Spaß macht. Es sollte eine Kombination aus Kräftigung und Ausdauertraining sein. Viele Menschen betreiben in erster Linie Ausdauersport um abzunehmen und wissen gar nicht, dass Krafttraining und Muskelaufbau wichtige Vorrausetzungen dafür sind, dass wir beim Ausdauertraining viele Kalorien verbrennen. Je mehr Muskelmasse wir besitzen desto höher ist unser Grundumsatz in der Ruhe- und unser Leistungsumsatz in der Bewegungsphase. Ein Kilo Muskeln verbrauchen im Ruhezustand ca. 100 Kalorien innerhalb von 24 Stunden.

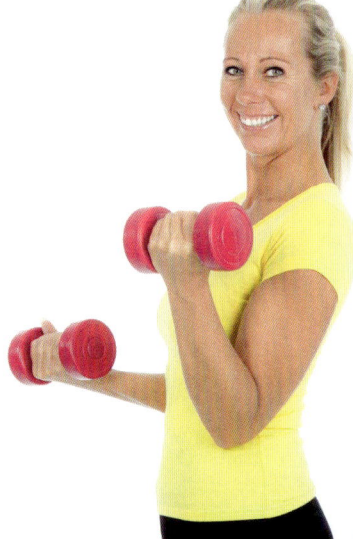

Das heißt, wenn man nur ein Kilo Muskelmasse aufbaut, dann steigert man seinen täglichen Kaloriengrundumsatz um 100 kcal (ca. 5 Prozent). Viele Frauen haben jedoch Angst durch Krafttraining zu viele Muskeln aufzubauen und meiden deswegen Krafttraining. Das ist aber ein fataler Fehler – die Folge: Viele Frauen haben aufgrund einer zu geringen Muskelmasse beim Ausdauersport eine schlechte Fettverbrennung.

Auch Stress kann zu Übergewicht führen. Wissenschaftler der Ohio State University (OSU) haben in einer Studie herausgefunden, dass gestresste Frauen höhere Insulinwerte haben als nicht gestresste. Ein erhöhter Insulinpegel jedoch hemmt die Umwandlung von Fett in Energie. Bei einem hohen Insulinspiegel verläuft daher die Fettverbrennung nur unzureichend. Folglich wird viel mehr Fett im Gewebe eingelagert und man nimmt zu. Hinzu kommt, dass Stress den Hypothalamus negativ beeinflusst, was zu einer weiteren Störung im Stoffwechsel führen kann. Wir können Stress in der heutigen Zeit nicht immer vermeiden. Jedoch können wir ihm gezielt mit Entspannungstechniken und ausreichend Schlaf entgegenwirken. Auch eine gute Vitalstoffversorgung, vor allem mit den B-Vitaminen und Vitamin D sowie Omega 3, können die negativen Folgen von Stress verhindern und dem Körper dabei helfen, den Stress besser zu bewältigen.

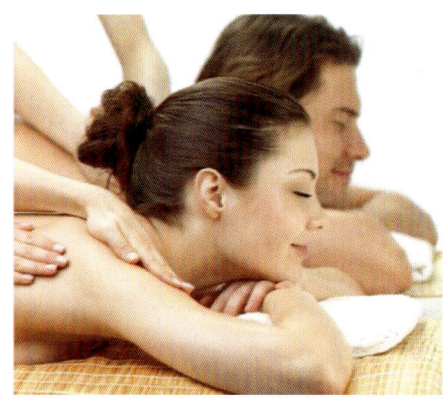

Gönnen Sie sich also ausreichend Schlaf, gehen Sie spazieren, ins Thermalbad oder besuchen Sie regelmäßig Entspannungskurse. Ihr Körper und Ihre Gesundheit werden es Ihnen danken.

Gesund und dauerhaft abnehmen

Um auf gesunde Weise dauerhaft abzunehmen bedarf es einem Konzept, welches ganzheitlich aufgebaut ist und welches den Körper während der Gewichtsreduzierung mit allem versorgt, was dieser benötigt, um den Stoffwechsel wieder zu aktivieren und welches zudem die Voraussetzungen dafür schafft den aktiven Stoffwechsel dauerhaft aufrecht zu erhalten. Der Markt ist voll von Abnehmprogrammen und Diäten, die viel versprechen, aber oft sehr wenig halten. Wenn, dann funktionieren diese nur kurz und bringen oft den unerwünschten Jo-Jo-Effekt mit sich. Die Ursachen hierfür haben wir ja bereits in den vorangegangenen Kapiteln erläutert.

Nur zu oft hört man, dass zu schnelles Abnehmen ungesund sein soll und viele gesundheitliche Risiken mit sich bringen würde. Das stimmt nur zum Teil und trifft genau auf solche Abnehmprogramme zu,

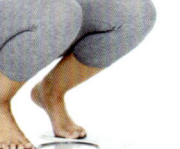

die zu einem erheblichen Mangel an Mikronährstoffen (Vitalstoffen), Eiweiß und Omega-3-Fettsäuren führen. Wird der Körper hingegen beim Abnehmen gut mit Mikronährstoffen, Eiweiß und Omega-3-Fettsäuren versorgt, dann ist es keineswegs ungesund, schnell abzunehmen. Fehlen diese Nährstoffe jedoch, dann kommt es aufgrund dieses Mangels dazu, dass der Stoffwechsel runterfährt, um Energie zu sparen. Man nimmt zwar erst einmal ab, in diesem Fall aber weniger an Körperfett als an Muskelmasse und eingelagertem Wasser. Genau dadurch sinkt der Energie-Grundumsatz im Körper ab, mit der Folge, dass sich die Fettverbrennung noch mehr verlangsamt und wir nach einer solchen Diät erneut zunehmen – und meistens mehr an Gewicht als wir davor hatten.

Ein gesundes und ganzheitliches Abnehmprogramm sollte daher folgende Kriterien erfüllen:

- ein einfaches und gut zusammengestelltes Ernährungsprogramm mit wenig bis keinen zugeführten Kohlenhydraten und einer erhöhten Zufuhr von hochwertigem Eiweiß,
- die Zufuhr von hochwertigen natürlichen Vitalstoffen in Verbindung mit Enzymen und sekundären Pflanzenstoffen, sowie hochwertigen Omega-3-Fettsäuren in Verbindung mit Vitamin D3,
- die Zufuhr eines hochwertigen Zellschutzes (OPC in Verbindung mit der **PhytoZyme®-Basis**),
- Pro- und Präbiotika für den Aufbau einer gesunden Darmflora und spezielle Ballaststoffe, die den Darm reinigen,
- die Entgiftung und Entschlackung des gesamten Körpers und Gewebes,
- die Wiederherstellung eines gesunden Säure-Basen-Haushalts.

Wenn Sie all diese Kriterien in einem Abnehmkonzept vorfinden, dann können Sie sich sicher sein, dass Sie ein gutes und gesundes Konzept gefunden haben!

Als Ernährungstherapeut und Ernährungsberater habe ich schon viele Abnehmkonzepte kennengelernt. Allerdings haben ALLE nur bedingt bzw. gar nicht zu den gewünschten Ergebnissen geführt. In der Regel haben die Teilnehmer nach Beendigung dieser Programme schnell wieder ihr altes Gewicht zurückerlangt und sind zurück in ihre alten Verhaltensmuster und ihr altes Essverhalten gefallen. Ich als Fachmann hatte schon den Glauben daran verloren, dass es überhaupt ein Konzept gibt, welches wirklich gut und nachhaltig funktioniert – bis ich vor einiger Zeit eine ganzheitliche Stoffwechselkur kennengelernt habe, die ich bis heute als die beste Methode ansehe.

Die Stoffwechselkur

»MEINE SKEPSIS WAR ZUERST ENORM«. Nachdem mir diese Stoffwechselkur vorgestellt wurde, habe ich mir nur gedacht, das sei auch wieder nur eine Hungerdiät die sich hinter einem schönen, seriös klingenden Namen versteckt. Als ich dann auch noch hörte, dass hier nur 500–700 kcal am Tag erlaubt sind, dachte ich nur, das kann nicht funktionieren und die Anwender müssten gewaltig Hunger leiden. So hatte ich das Thema eigentlich schon für mich abgehakt, wurde aber aufgrund der immer wieder auftauchenden und an mich herangetragenen positiven Feedbacks und Erfolgsgeschichten letztendlich doch wieder neugierig. Nun wollte ich es genauer wissen und recherchierte erst einmal, um herauszufinden, wo diese Stoffwechselkur herstamme. Ich war sehr erstaunt, dass die Entdeckung schon über 50 Jahre zurückliegt und dass das ganze Prinzip, das dahinter steckt, ein absolut ausgeklügeltes Konzept ist, welches wirklich sehr gut funktionieren kann, **ohne zu hungern** – wenn man es richtig macht und sich an bestimmte aber einfache Regeln hält.

Die Stoffwechselkur ist definitiv keine Diät und erfüllt alle Kriterien einer gesunden und nachhaltigen Gewichtsreduzierung. Sie ist das einzige Konzept, mit dem man gesund und schnell abnehmen kann. Auch die hinzukommenden positiven gesundheitlichen Veränderungen sind sehr beeindruckend. Somit ist die Stoffwechselkur auch gleichzeitig ein ganzheitliches Sanierungskonzept für unsere gesamte Gesundheit.

Der unschlagbare Vorteil dieser Stoffwechselkur ist, dass nur diejenigen Fette abgebaut werden, welche unnötig im Körper eingelagert werden. Es wird keine wertvolle Muskelmasse abgebaut und auch kein Struktur- bzw. Organfett, wie das bei klassischen Diäten oft der Fall ist. Diese Kur ist die einzig wirksame Methode, um auf schnelle und gesunde Art endlich überschüssiges, gefährliches und ungesundes Fett für immer loszuwerden – und das ohne zu hungern. Sie brauchen auch nichtübermäßig Sport zu treiben (falls Sie ein Sportmuffel sind), Sie verlieren Ihre Pfunde ganz einfach und auf gesunde Weise. Das soll nicht heißen, dass Bewegung völlig überflüssig ist. Das erläutern wir aber im Kapitel »Bewegung« noch näher.

Die Ursache für unsere unerwünschten Fettdepots ist eine Fehlfunktion des Hypothalamus – dem Steuerzentrum des Gehirns – aufgrund unserer schlechten Lebensweise, wie schon im Kapitel »Ursachen von Überge-wicht« erläutert wurde. Eine Fehlfunktion des Hypothalamus führt zu einer abnormalen Ansammlung von Fett – dem Hauptgrund warum Menschen immer übergewichtiger werden und es nicht schaffen ihre überschüssigen Kilos in den Griff zu bekommen, egal wie sehr sie sich abmühen.

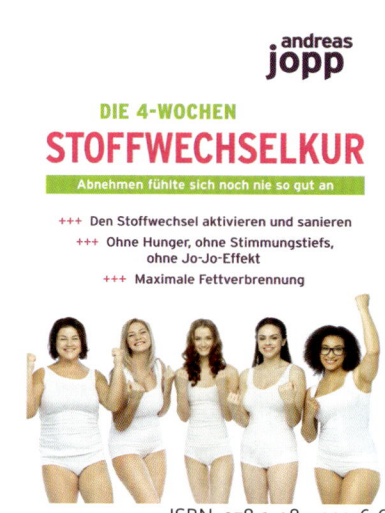

Ich brauche hier die Stoffwechselkur nicht genauer zu erklären, denn es gibt bereits einige tolle Bücher, die dieses geniale und ganzheitliche Konzept näher beschreiben. Das aber bisher beste Buch, welches sich an den neusten wissenschaftlichen Erkenntnissen anlehnt, ist das Buch **»DIE 4-WOCHEN STOFFWECHSELKUR«** des Medizinjournalisten Andreas Jopp, den ich mittlerweile persönlich gut kenne und schätze.

Vorteile und Wirkungsweisen der Stoffwechselkur sind:

- schnelles und effektives Abnehmen dank des Stoffwechselkur-Prinzips,
- gezielter Abbau der Fettpolster an den Problemzonen (Bauch, Beine und Po),
- Erhalt der Muskelmasse bei der Stoffwechselkur im Vergleich zu anderen Diäten,
- Nachlassen der Heißhungerattacken aufgrund der sehr guten Nährstoffversorgung,
- Vermeidung des Jo-Jo-Effekts durch hochwertiges Eiweiß und hochwertige Vitalstoffe,
- Umprogrammierung des Gewichts-Gedächtnisses Hypothalamus durch homöopathische Unterstützung und dadurch große Nachhaltigkeit,
- Verbesserung des Säure-Basen-Haushalts,
- Anti-Aging-Effekt, schöneres Hautbild, sowie Gewebestraffung bis hin zu Verbesserung von Cellulite,
- volle Leistungs- und bessere Konzentrationsfähigkeit,
- Verbesserung der Funktion aller Organe,
- Gewichtsreduktion bis zu 10 kg pro Monat möglich,
- Entgiftung und Entschlackung des Körpers,
- Stärkung des Immunsystems durch verbesserte Darmtätigkeit und Aufbau der Darmflora,
- Förderung des Selbstbewusstseins durch Abnehmerfolg,
- Vorbeugung von Mangelerscheinungen durch die Zufuhr von Vitalstoffen.

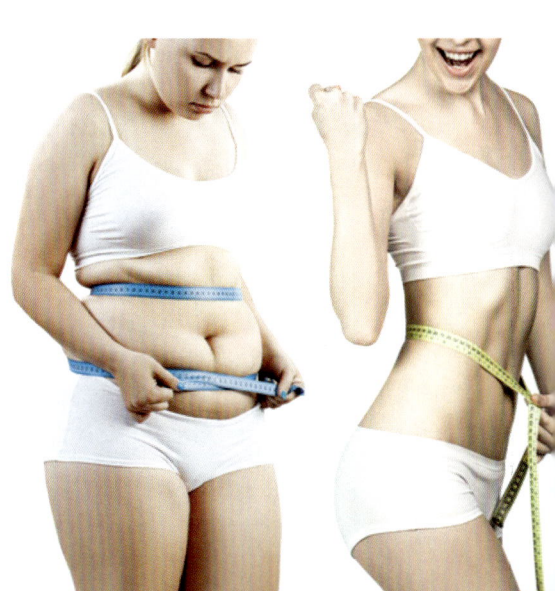

Wenn Sie diese Kur machen, dann haben Sie sich für das derzeit wohl erfolgreichste Abnehmkonzept entschieden. Diese erprobte und von über 300 000 Teilnehmern erfolgreiche homöopathisch-vitalstoff-unterstützte Stoffwechselkur ist ein ganzheitliches Programm.

Sie werden mit Hilfe dieser Stoffwechselkur nicht nur Ihre Problemzone zur Lieblingszone machen, sondern auch ein enormes Maß an Lebensqualität, Vitalität und Lebensfreude dazugewinnen.

Wenn Ihnen Ihr Erfolg und Ihre Gesundheit sehr wichtig sind, dann holen Sie sich bitte nicht irgendeine billige Stoffwechselkur irgendwo her. Hören Sie sich um, wer in Ihrem Umfeld diese Kur schon gemacht hat, und fragen Sie nach einem Ansprechpartner. Gehen Sie zu Infoabenden, wo Ihnen die Kur persönlich genau erklärt wird, wo Sie sich die Erfahrungsgeschichten von anderen Teilnehmern anhören können und wo Sie gut begleitet und betreut werden.

Wichtig! Es gibt mittlerweile sehr viele billige Kopien der Stoffwechselkur auf dem Markt. Diese bringen die Gefahr mit sich, dass der Kurteilnehmer nach der Gewichtsabnahme Folgeschäden an Organen und dem Immunsystem erleiden kann. Wenn Ihnen also Ihre Gesundheit am Herzen liegt, dann führen Sie bitte die Originalkur nach diesem System durch, mit hochwertigen und natürlichen Produkten nach einem erprobten und bewährten Konzept.

Mein Wunschgewicht dauerhaft halten

Nachdem Sie die Stoffwechselkur gemacht haben, sind Sie sicherlich total glücklich darüber, endlich das ersehnte Wunschgewicht, Gesundheit und Vitalität und ein neues Lebensgefühl erreicht zu haben. Und sicherlich stellen Sie sich nun die Frage: »Wie kann ich all diese positiven Effekte dieser so genialen Stoffwechselkur auf Dauer erhalten«? **Das Wichtigste ist sich erneut klar zu machen, was denn genau die Ursachen Ihres Übergewichts waren**. Wenn Sie nicht wieder zum Ausgangsgewicht zurückkehren möchten, dann sollten Sie auch nicht wieder in alte Verhaltens- und Ernährungsmuster zurückfallen. Um dauerhaft ein gesundes Gewicht zu erhalten und sich bester Vitalität und Gesundheit zu erfreuen, ist es zudem ganz wichtig auf die Menge und Qualität der Kohlenhydrate zu achten, sich eiweiß- und vitalstoffreich zu ernähren, sich regelmäßig an der frischen Luft zu bewegen – finden Sie Ihre Lieblingssportart –, täglich zwei bis drei Liter stilles Wasser in Quellwasserqualität zu trinken und natürlich eine rundum positive Lebenseinstellung einzunehmen.

In Sachen Folgeernährung hat sich die Ernährung nach dem Paleo-Prinzip sehr bewährt. Die Grundlage der Paleo-Ernährung bilden Lebensmittel, welche in ähnlicher Form während der etwa 2,5 Millionen Jahre langen Evolution der Gattung »Mensch« verfügbar waren. Genau diese bieten unserem Organismus eine ideale Nährstoffversorgung. Dagegen ist die – gesamtgeschichtlich betrachtet erst kürzlich eingeführte – typisch westliche Ernährungsweise, basierend auf verarbeiteten Lebensmitteln, vielen einfachen

Kohlenhydraten, Zucker, minderwertigen Fetten und wenig Vitalstoffen, hauptsächlich mitverantwortlich für die erhöhte Anzahl an Krankheiten wie Fettleibigkeit, Diabetes, Krebs, Herz-Kreislauf-Erkrankungen und Depressionen. Paleo ist für uns Menschen die beste Art zu essen, weil dieses Ernährungskonzept mit uns genetisch im Einklang steht. Mit Paleo ist es langfristig möglich schlank, fit und gesund zu bleiben, da sich der menschliche Körper während der 2,5 Millionen Jahre dauernden Evolution genau an diese

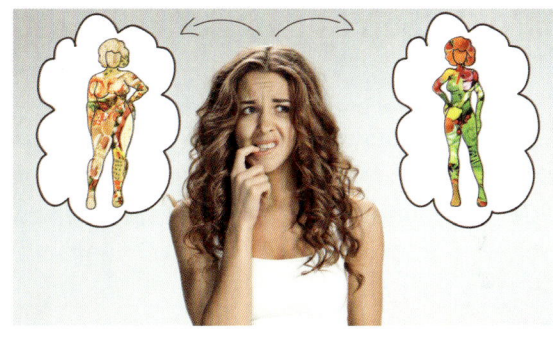

Lebensmittel angepasst hat. Die heutigen Ernährungsempfehlungen sind definitiv viel **zu kohlenhydratlastig** und viel **zu eiweiß- und vitalstoffarm**. Trotz vieler aktueller Studien dazu, die alle eine ähnliche Nährstoffverteilung, wie sie in der Paleo-Ernährung vorzufinden ist, als optimal ermittelt haben, sind die offiziellen Ernährungsgesellschaften nicht bereit, die Empfehlungen entsprechend zu korrigieren.

»Der Mensch ist, was er isst.«

Wenn Sie sich nun in Zukunft an unsere Empfehlungen halten und sich eine **gesündere Lebensweise** aneignen, sowie **gute Vitalstoffe** zu sich nehmen, dann können Sie sich nicht nur dauerhaft einer guten Figur erfreuen, sondern genießen dazu auch noch ein neues Lebensgefühl, ganz nach dem Motto:

– leicht und glücklich –

»Wir haben es geschafft« – Feedback von Teilnehmern

Ich bin Ulrike, 41 Jahre alt und kämpfe schon seit meiner Kindheit mit Übergewicht. Seit meinem 14. Lebensjahr habe ich viele Diäten ausprobiert, jedoch immer mit dem ungewünschten Jo-Jo-Effekt. Mein damaliger ungesunder Lebenswandel hat mich zu dem enormen Gewicht von 193,8 kg geführt. Das hat viele körperliche Probleme mit sich gebracht, wie Bluthochdruck, einer Vorstufe von Typ-2-Diabetes, starken Rückenschmerzen und Zuckersucht. Auch das Familienleben litt unter meinem Übergewicht: Die Treppenstufen hoch zu den Zimmern meiner Kinder waren für mich kaum noch zu schaffen und meine Familie schämte sich für mich. Mein Arzt sah die einzige Lösung für meinen Zustand in einer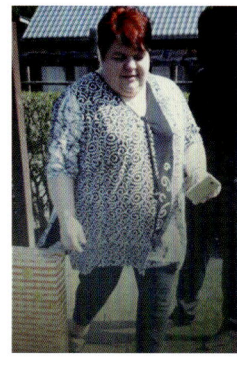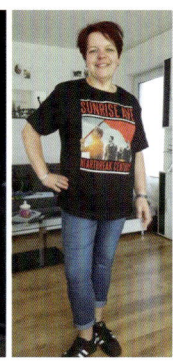
Magen-OP. Kurz vor dem angedachten Eingriff traf ich dann im Mai 2016 eine alte Bekannte, die seit unserem letzten Treffen sehr abgenommen hatte und nun rank und schlank war und unheimlich gut aussah. Sie erzählte mir von der Stoffwechselkur. Ich war beeindruckt und legte direkt nach einer Infoveranstaltung los. Der Startschuss fiel mit Eintreffen meines Paketes mit hochwertigen Vitalstoffen am 6.6.2016. Es lief wie geschmiert – bis Weihnachten 2016 hatte ich mich halbiert! Nicht nur das, mein Selbstwertgefühl und mein komplettes Äußeres haben sich zum Positiven verändert. Das Beste: keine überschüssigen Hautlappen und ein super Wohlbefinden – einfach nur klasse! Bis heute habe ich beachtliche 119,2 kg abgenommen. Nach drei weiteren Kilos habe ich dann mein Ziel erreicht. Mein Leben und meine Essgewohnheiten haben sich komplett verändert und ich habe gelernt auf die Signale meines Körpers zu hören, um nicht wieder in alte Muster zurückzufallen.

Hallo, mein Name ist Menno Klinner, ich wohne in Moormerland und habe zusammen mit meiner Frau Silvia Klinner im September 2014 mit der Stoffwechselkur begonnen. Mein Gewicht hatte sich im Laufe der Jahre extrem erhöht, sodass ich sehr stark adipös geworden bin. Ich habe diverse Abnehmprogramme ausprobiert, aber keines hat dauerhaft den gewünschten Erfolg gebracht. Ich war anfangs der Stoffwechselkur gegenüber sehr skeptisch, aber auf Drängen meiner Frau habe ich eingewilligt es auszuprobieren. Nach wenigen Tagen war ich davon überzeugt, dass ich die richtige Entscheidung getroffen hatte, denn die Kilos purzelten nur so. Mir ging es von Tag zu Tag besser. Nach vier Monaten hatte ich bereits 43 kg abgenommen, konnte meine Blutdrucktabletten absetzen und hatte meine körperliche Leistung um ca. 60 % gesteigert. Einfach nur genial! Ich schnarche nicht mehr, bin jetzt schmerzfrei, mein Fersensporn ist verschwunden, ich bin nicht mehr ständig müde und meine Gedächtnisleistung ist enorm gewachsen. Auch mein Hautbild und mein Aussehen haben sich positiv verändert: ich habe mich locker um 10 Jahre verjüngt. Meine Frau und ich halten unser Gewicht recht gut, auch ohne viel Sport zu treiben. Wir sind einfach nur begeistert!

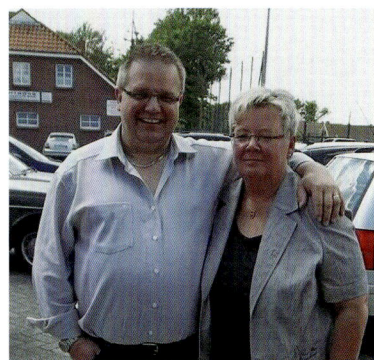

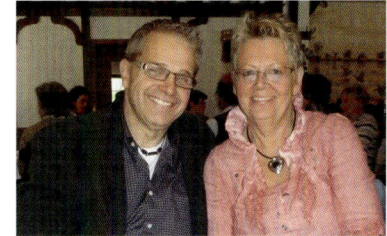

Mein Name ist Silvia Klinner, ich bin 57 Jahre alt und wog bis Oktober 2014 genau 99 kg. Nach meinen Schwangerschaften kam ich von meinen Pfunden nicht mehr weg. 2014 erzählte mir eine Kollegin von der Stoffwechselkur und ich startete damit im Oktober 2014.

Innerhalb von vier Monaten habe ich 34 kg abgenommen. Meine Ernährung habe ich seitdem komplett umgestellt und ein ganz neues Lebensgefühl gewonnen. Die Stoffwechselkur hat auch dazu geführt, dass ich sowohl meine Betablocker, als auch meine Entwässerungstabletten absetzen konnte. Ohne Medikamente und in meinem neuen schlanken Körper fühle mich total fit und bewege mich gern. Das Gewicht halte ich gut und ich bin bis zum heutigen Tage von der Stoffwechselkur begeistert! Ich kann sie jedem weiterempfehlen!

Mein Name ist Hermann, ich bin 55 Jahre alt und hatte im Februar 2016 stolze 172 kg. Dass ich an meinem körperlichen Zustand unbedingt etwas verändern musste, hatte ich während meiner Arbeit als Schlachter bei einer Hausschlachtung bitter merken dürfen. Nachdem ich nur drei Schweine geschlachtet hatte, war ich bereits am Ende meiner Kräfte. Ich habe mich für die Durchführung der Stoffwechselkur entschieden und mit Unterstützung meiner Frau komplett meine Ernährung umgestellt und meinem Körper hochwertige Vitalstoffe zugeführt. Es gab viele Höhen und Tiefen in der Zeit bis zum Erreichen meines Wunschgewichts von unter 100 kg. Im November 2016 hatte ich es dann aber geschafft: 98,3 kg!!

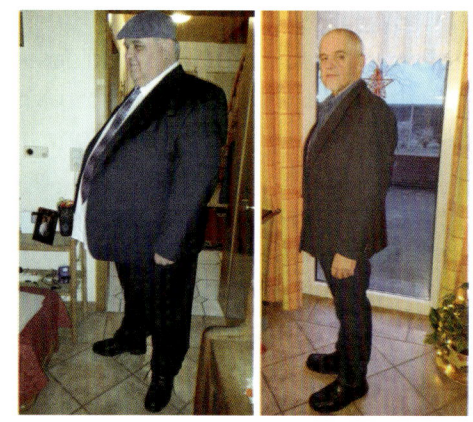

Mein Blutdruck hat sich normalisiert, ich kann wieder ohne Atemmaske schlafen und ich bin heute sportlich und lebensfroh. Bis jetzt ist es mir gelungen unter 100 kg zu bleiben. Also: durchhalten lohnt sich!

Bücher, die Sie lesen sollten

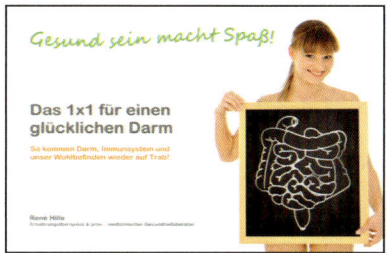

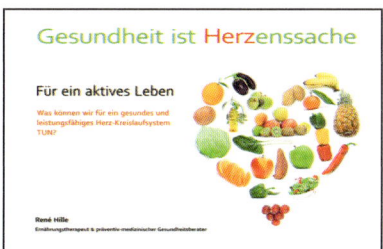

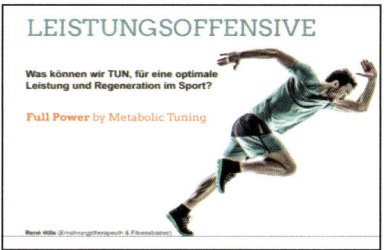

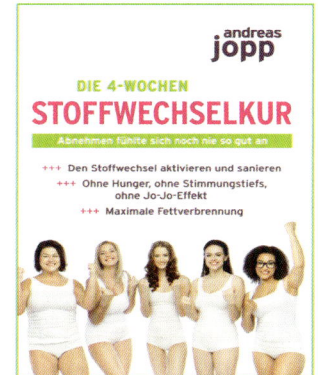

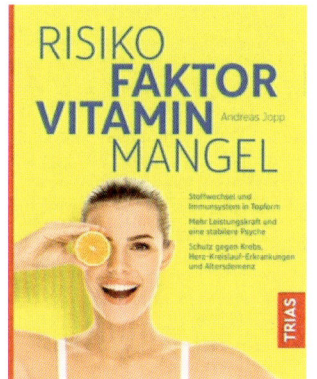

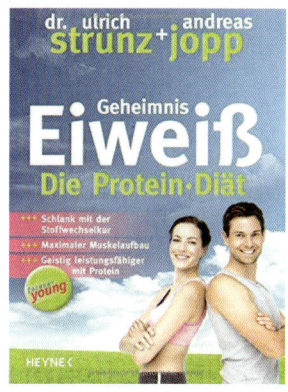

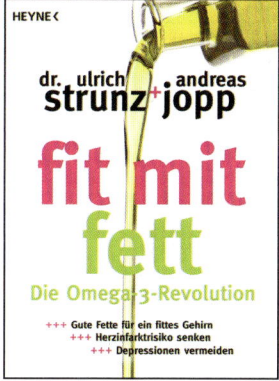

Studien und Quellen

- Szanto S, Yudkin J. »The effect of dietary sucrose on blood lipids, serum insulin, platelet adhesiveness and body weight in human volunteers«.Postgrad Med J. 1969;45:602–7 (Die Wirkung von Saccharose auf Blutfette, Serum-Insulin, Thrombozytenhaftfähigkeit und das Körpergewicht bei freiwilligen Menschen.)
- Gaby A. »A review of the fundamentals of diet«. Glob Adv Health Med. 2013 Jan;2(1):58-63. (Ein Überblick über die Grundlagen der Ernährung.)
- Kozlovsky AS et al., »Effects of diets high in simple sugars on urinary chromium losses.« Metabolism. 1986 Jun;35(6):515-8. (Auswirkungen einer Ernährung, die reich an einfachen Zuckern ist, auf den Chrom Verlust über den Urin.)
- Greenwood DC et al, Glycemic Index, Glycemic Load, Carbohydrates, and Type 2 Diabetes – Systematic review and dose – response meta-analysis of prospective studies, Diabetes Care, 2013 Dec; 36(12), (Glykämischer Index, Glykämische Ladung, Kohlenhydrate und Typ-2-Diabetes – Systematischer Review und Dosis-Antwort-Metaanalyse von prospektiven Studien)
- Zuñiga YL et al, Rice and noodle consumption is associated with insulin resistance and hyperglycaemia in an Asian population, The British Journal of Nutrition, 2014 Mar 28;111(6):1118-28, (Reis- und Nudelverzehr ist mit Insulinresistenz und Hyperglykämie in der asiatischen Bevölkerung verbunden)
- Lennerz BS et al., Effects of dietary glycemic index on brain regions related to reward and craving in men, The American Journal of Clinical Nutrition, 26 Juni 2013, (Wirkung des diätetischen glykämischen Index auf Gehirnregionen in Bezug auf Belohnung und Verlangen bei Männern)
- Ludwig DS et al., High Glycemic Index Foods, Overeating, and Obesity, Pediatrics, März 1999, (Nahrungsmittel mit hohem glykämischen Index, Überernährung und Fettleibigkeit)
- Abhilash M et al., »Effect of long term intake of aspartame on antioxidant defense status in liver.« Food Chem Toxicol. 2011 Jun;49(6):1203-7. Epub 2011 Mar 3.
- Dr. Eran Elinav et al., »Gut Bacteria, Artificial Sweeteners and Glucose Intolerance«, Nature, September 2014, (»Darmbakterien, künstliche Süssstoffe und Glucoseintoleranz«)
- Rudman, D., Feller, A.G., Cohn, L., Shetty, K.R., Rudman, I.W. & Draper, M.W. (1991) Effects of human growth hormone on body composition, Hormone research, Volume 36 supplement 1, (pp. 73-81)
- Prada, P.O., Hirabara, S.M., de Souza, C.T., Schenka, A.A., Zecchin,H.G., Vassallo, J., Velloso, L.A., Carneiro, E., Carvalheira, J.B., Curi, R. & Saad, M.J. (2007) L-glutamine supplementation induces insulin resistance in adipose tissue and improves insulin signalling in liver and muscle with diet-induced obesity, Diabetologia, Volume 50, issue 9, (pp. 149-159)
- Meinert Larsen T et al., »Diets with High or Low Protein Content and Glycemic Index for Weight-Loss Maintenance«, Diogenes-Project, November 2010, The New England Journal of Medicine, (Ernährung mit hohem oder niedrigem Proteingehalt und glykämischem Index zur Erhaltung des Gewichts nach einer Gewichtsabnahme) 363:2102-2113
- Hanaoka K et al., »The mechanism of the enhanced antioxidant effects against superoxide anion radicals of reduced water produced by electrolysis«. Biophys Chem. 2004 Jan 1;107(1):71-82. (Der Mechanismus der verstärkten antioxidativen Wirkung gegen Superoxidanionradikalen von reduziertem Wasser, welches durch Elektrolyse hergestellt wird.)
- Die Vermehrung von Akkermansia muciniphila im Darm befreite Mäuse in den Proceedings of the National Academy of Sciences (2013; doi: 10.1073/pnas.1219451110)